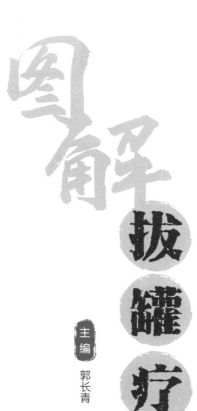

图解

拔罐疗法

U0189331

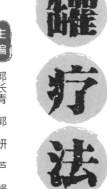

主编

郭长青　郭　妍　芦　娟

中国科学技术出版社

·北　京·

图书在版编目（CIP）数据

图解拔罐疗法 / 郭长青，郭妍，芦娟主编 . — 北京：中国科学技术出版社，2022.3

ISBN 978-7-5046-9279-5

Ⅰ . ①图… Ⅱ . ①郭… ②郭… ③芦… Ⅲ . ①拔罐疗法—图解 Ⅳ . ① R244.3-64

中国版本图书馆 CIP 数据核字 (2021) 第 220312 号

策划编辑	韩　翔　于　雷	
责任编辑	史慧勤	
文字编辑	秦萍萍　靳　羽	
装帧设计	佳木水轩	
责任印制	徐　飞	

出　　版	中国科学技术出版社
发　　行	中国科学技术出版社有限公司发行部
地　　址	北京市海淀区中关村南大街 16 号
邮　　编	100081
发行电话	010-62173865
传　　真	010-62179148
网　　址	http://www.cspbooks.com.cn

开　　本	889mm×1194mm　1/32
字　　数	311 千字
印　　张	14
版　　次	2022 年 3 月第 1 版
印　　次	2022 年 3 月第 1 次印刷
印　　刷	天津翔远印刷有限公司
书　　号	ISBN 978-7-5046-9279-5 / R · 2813
定　　价	49.80 元

编著者名单

主　编　郭长青　郭　妍　芦　娟

副主编　马薇薇　朱文婷

编　者　(以姓氏笔画为序)

　　　　　王军美　尹孟庭　冯小杰　邢龙飞

　　　　　刘　聪　许　悦　杨　梅　张　典

　　　　　张　茜　陈烯琳　胡庭尧

内容提要

  本书由北京中医药大学针灸推拿学院、中国中医科学院资深专家、教授联袂，根据多年的针灸教学经验与临床实践，精心撰写而成。编者从拔罐疗法的基础理论与操作、人体经络与腧穴，以及常见病证的具体操作等方面，分 10 章进行了具体介绍。先对拔罐疗法的源流、特点、治疗保健原理，传统罐具，现代罐具，配用材料，以及常见拔罐疗法的操作、注意事项、反应与处理、治疗原则、适应证、禁忌证等方面进行了概要介绍，接着具体阐述了人体的经络结构及常用腧穴的定位、主治，然后从临床表现、治疗方法及注意事项等方面，对骨伤科、内科、外科、皮肤科、妇科、儿科、五官科的常见疾病进行系统阐释，同时配以精美图片，用图解的方式展现了各种疾病常用拔罐疗法的基本操作。最后附以古代拔罐疗法的相关著作，以供研究者查阅。本书语言简洁，通俗易懂，图片清晰准确，易于学习操作，对从事针灸临床、教学、科研工作的人员及中医爱好者有一定的参考价值。

前　言

　　拔罐疗法是中医学的一个重要组成部分，起源于中国古代，是我国劳动人民在与疾病斗争的过程中发明的一种治疗方法，因其简便易行、适应证广、效果显著且无不良反应等特点深受人们的喜爱。拔罐疗法是指应用各种方法排出罐筒内空气以形成负压，使其吸附于体表以治疗疾病的方法，可逐寒祛湿、疏通经络、化瘀通滞、行气活血、消肿止痛、拔毒泻热，具有调整人体阴阳平衡、解除疲劳、增强体质的功能，从而达到扶正祛邪，治愈疾病的目的。

　　为了普及拔罐疗法，适应学习的需要，编著者根据多年的研究成果和临床经验，在参考大量相关资料的基础上，以图文并茂的形式编写了此书。全书包括拔罐疗法的概述、拔罐疗法的方法及拔罐疗法在各科疾病中的具体应用等内容。本书深入浅出，简明扼要，读之即懂，懂之即会，用之见效，可作为医务工作者和拔罐爱好者的参考书，也可作为家庭医疗的普及读物。

编著者

目　录

第1章 拔罐疗法概述

拔罐疗法通过局部的温热和负压刺激作用引起局部组织充血和皮内轻微瘀血，促使该处的经络畅通、气血旺盛，具有活血、行气、止痛、除湿、消肿、散结、退热、祛风散寒、拔毒排脓等作用。

随着医学实践的不断发展，不仅罐的质料，而且拔罐的方法也有所改进和发展，治疗范围及用途也在逐渐扩大，且常与针灸配合应用，广泛地应用于内、外、妇、儿、骨伤、皮肤、五官等科病证的治疗。拔罐疗法还具有操作简便、易于掌握、器具经济、疗效迅速、使用安全、无副作用等优点，为广大医务工作者及民间所喜用。因此它是一种值得进一步推广和加以研究提高的传统医疗方法。

一、中医学对拔罐的认识与研究

综合历代医家关于拔罐疗法的临床应用与理论认识，拔罐疗法保健治疗作用的主要原理可以归纳为以下几个方面。

（一）疏通经络

拔罐疗法通过对经络、腧穴的负压吸附作用，在脏腑经络气血凝滞或经脉空虚时，引导营卫之气复来输布，鼓动经脉气血，濡养脏腑组织器官，温煦皮毛；同时使衰弱的脏腑功能得以振奋，鼓舞正气，加强祛除病邪之力，从而使经络气血恢复正常，疾病得以祛除。临床常用的循经拔罐法、走罐法及刺络（血）拔罐法等，均有疏通经络的功能。

（二）行气活血

拔罐疗法使所闭之穴受到刺激，循经传导，所滞之气血亦缓慢通过其穴，而复其流行，起到疏通经络、行气活血、调和营卫、增强体质的作用。拔罐又通过"吸拔""温通"作用，增加血液流量，促进人体气血畅通，以达到活血行气的作用。

（三）温经散寒

寒为阴邪，易伤阳气。"阴胜则阳病"，阳气受损，失其温煦气化作用，出现阳气衰退的寒证。寒性凝滞，主收引，主痛。凝滞即凝结、阻滞不通之意，人体气血津液运行痹阻；收引即收缩牵引之意，可使气机收敛，腠理、经络、筋脉收缩而挛急，出现气血凝滞、血脉挛缩而头身疼痛，脉紧，筋脉拘急而肢体屈伸不利或冷厥不仁。火罐对皮肤的温热刺激，通过局部皮肤感受器、经络传导给相应的组织器官，使体内寒邪得以拔出体外，从而达到"温经散寒"的双重治疗功效。

（四）化瘀散结

拔罐作用于肌表，通过对经络、穴位或病变部位产生负压吸附作用，使体表组织产生充血、瘀血、出血、放血等变化，改善血液循环，使经络血活气通，则瘀血化散，壅滞凝滞得以消除，经络气血畅通，组织皮毛、五脏六腑得以濡养，鼓舞振奋人体气血功能，人体生命活动正常。

（五）消肿止痛

所谓"不通则痛"，风、寒、湿、瘀等致病因素作用于人体，经脉气血运行不畅，致使局部发生红、肿、热、痛等一系列病理变化，同时疼痛又进一步加重气血的痹阻。拔罐具有活血散瘀、温经散寒、通利关节等作用。经脉通畅，气血运行无阻，通则不痛。

（六）通利关节

风、寒、湿等邪侵袭人体，痹阻于筋脉，致使关节发生红、肿、热、痛等病理变化，进而导致机体活动障碍。拔罐疗法有祛风散寒、祛邪除湿、温通筋脉、疏通气血的作用，通过其温热、机械刺激及负压吸附作用，吸出筋肉血脉中的风寒，逐其湿气，从而使筋脉之邪得以祛除，气血畅通，筋脉关节得以通利。

（七）发汗解表

拔罐通过吸附作用、温热及良性刺激的神经反射作用，达到发汗，祛除风寒湿邪的作用。此作用不仅主要治疗外感六淫的表证，对凡是腠理闭塞、营卫不通而寒热无汗或腠理疏松虽汗出而寒热不解的病证，如麻疹、疮疡、水肿、疟疾等初起之时兼表证，或需先除表证时皆可用之。

（八）托毒排脓

湿热火毒之邪蕴结局部，阻碍气血运行，而出现红、肿、热、痛、脓成、化脓等一系列表现，日久火热毒邪伤及阴液而出现阴虚内热或热毒炽盛的实热之证，危及生命。由于罐内形成负压，吸力很强，可使毒气郁结、恶血瘀滞之证。在未成脓之时，施以拔罐疗法，尤其是针刺之后拔罐，可使毒血吸出，气血疏通，瘀阻消散。已经化脓时，可托毒排脓，症状迅速减轻。

（九）扶正补虚

拔罐疗法除具有拔除体内的各种邪气的作用，使邪去正安，同时还具有扶助正气的作用。拔罐通过对机体局部的良性刺激，再依靠人体自控调节系统的传达与调节，从而起到调整某些脏器功能的作用，使之达到扶正祛邪、阴阳平衡的功效。如脾胃虚寒性胃痛治疗则应以扶正为主，可选用上腹部和背部的腧穴，行拔罐治疗。再如荨麻疹的患者由于营血虚弱，卫外失固，腠理空虚，风邪乘虚侵袭肌肤而引起，治疗时可在病变局部进行刺血拔罐，以祛除风邪，配合曲池、血海以调营扶正，邪气祛除，营卫调和，则病自愈。许多临床实践证明，刺血拔罐法祛邪作用最佳，而火罐及熨罐法的温阳扶正作用最佳。对于常人，通过循经拔罐法；或对小儿消化、营养不良者，在背俞穴处拔罐、走罐，均可起到补虚泻实，畅行气血，扶正固本，调整阴阳，祛病强身，防病保健的作用。

（十）调整阴阳

拔罐调整阴阳的作用，一方面是通过经络腧穴的配伍作用，另一方面是通过与其他方法配合应用来实现的。例如：在关元穴拔罐可温阳散寒，在大椎穴拔罐可以清泻阳热。再如脾胃虚寒引起的泄泻，可取足阳明胃经、足太阴脾经及背部的腧穴，如天枢、足三里、脾俞、胃俞等，并在拔罐前后配合灸法以温阳散寒。肝阳上亢或肝火上炎而引起的项背痛、头痛、高血压等，则可取大椎穴，用三棱针刺血后加拔火罐，以清泄肝之阳热。诸如此类，通过拔罐治疗，使机体的阴阳之偏胜、偏衰得以纠正，达到阴阳平衡，调整某些脏器之功能。正如《灵枢·根结》中所说："用针之要，在于知调阴与阳。"

二、现代医学对拔罐机制的探索

随着科学的发展，医学研究模式的改变，人们提升了对非药物疗法的认可度，更多的人乐于接受拔罐疗法。在拔罐疗法广泛应用的同时，许多学者通过大量的临床观察与深入的实验研究，借助于现代科学技术手段，探讨拔罐疗法的作用机制。根据各方面的研究结果，可把拔罐疗法的现代作用机制综合归纳为以下十种。

（一）机械刺激

拔罐疗法是一种遵循经络穴位的中医外治法，亦是一种刺激疗法。在拔罐时由于罐内空气热胀，继之冷却，压力大降而形成负压（或用其他器具将罐内空气抽出而形成负压），使局部的组织充血、水肿，产生刺激作用和生物学作用。罐内负压吸力极强，可使局部毛细血管充血，甚至破裂，红细胞破坏，出现溶血现象。血红蛋白的释放使机体产生良性刺激作用，这种刺激又称为溶血刺激。

黑岩东五先生利用连续摄影的技术，在负压抽吸装有半罐水的火罐里观察到，人体在火罐负压吸拔的时候，皮肤表面有大量气泡溢出，这些气泡只来自血液和局部组织。由此可推论：在拔火罐时，一方面可以吸出气体，加强局部组织的气体交换，另一方面负压使局部的毛细血管破裂，血液溢入组织间隙，有溶血现象，形成一种良性刺激作用。国内学者刘天成等利用拔罐前后取活体组织进行切片观察，证实拔罐的确可使局部毛细血管扩张充血、增生，同时也可改变毛细血管的通透性或使之破裂，但此等出血是微量的，并且证实确有溶血现象的存在。

（二）温热刺激

拔罐疗法的温热作用尤以传统的火罐、油火罐、水罐、药罐较为明显，新型的负压吸罐同样能对局部皮肤有温热刺激作用，此种刺激能使局部的浅层组织发生被动充血，促使局部血管扩张，血流量增加，血液循环加速，从而改善皮肤的血液供应与营养供给，增加皮肤深层细胞的活力，增强毛细血管壁通透性及白细胞、网状细胞的吞噬能力，使局部温度升高，增强局部耐受性及机体抵抗力，提高免疫力。在临床中观察到，施术后患者背部常有舒适和温热感，有的可保持一天以上，有的还在患处出现明显的反射热感。所以拔罐能促进人体新陈代谢，使患者病情好转，恢复健康。

（三）改善血液流变性

当在一定穴位或部位拔火罐使之充血或出血则血液流出血管外，血管内血量减少。血管内外相对平衡环境被打破，因此组织间液，势必向血管内渗透，这样亦影响了细胞内外液的变化及离子的变化，同时影响血液化学成分，如营养素、调理素、干扰素、系统以及 pH 的平衡，当然也影响血管壁上分布的神经，如肾上腺素能神经和胆碱能神经。这些都向有利于机体方面转化。

（四）调节血液循环

拔罐所产生的充血、瘀血或者走罐、刮痧拔罐所产生血液往复灌注，毛细血管扩张，血液循环加快，负压的良性刺激，通过神经 – 内分泌调节血管舒张功能和管壁的通透性，改善局部血液、全身血液循环。我们观察，用针刺激后再做吸拔有"放血"作用。经过"放血"，血管迅速恢复舒缩功能，血液流通好转，有限度放血是一种良性刺激，它的作用是反射性调节使血管运动恢复正常。

（五）改善微循环

拔罐疗法可起到调节毛细血管的舒缩功能，促进局部血液循环，从而调节新陈代谢，改变局部组织营养，而且还能使淋巴循环加强。淋巴细胞的吞噬能力活跃，增强机体抵抗力，以消除疾病，恢复身体各部分的正常功能。拔罐后局部可以出现毛细血管扩张，充血、瘀血，红细胞、表皮细胞及小血管破坏，从而释放出组织胺，通过神经体液机制来调节局部和全身的血液循环。

（六）调节免疫功能

拔罐疗法有增强机体抗病能力的作用，可使白细胞总数增加（主要是淋巴细胞比例升高，而中性粒细胞的绝对值不变），同时通过机械性刺激与出血、充血等一系列良性刺激，通过神经系统对人体的调节，使皮肤对外界变化的耐受力和敏感性增强，在不同程度上又进一步提高了机体的抗病能力。

（七）调节神经系统

拔罐疗法对局部皮肤的温热刺激可通过皮肤感受器和血管感受器的反射途径传到中枢神经系统，发生反射性兴奋，借以调节兴奋和抑制过程，使之趋于平衡，以加强大脑皮质对身体各部分的调节和管制功能，使患者皮肤相应的组织代谢旺盛，吞噬作用增强，促进机体恢复其功能。

（八）双向良性调整

拔罐疗法具有双向的良性调节作用，除对血液循环、神经具有双向调节作用外，对心率、血压、呼吸、消化、内分泌等亦具有此作用。对心动过速者减慢，心动过缓时加快；高压使之降低，低压使之升高；增加肺的通气量，呼吸功能加以改善；当胃肠处于抑制状态时，拔罐可兴奋胃肠功能，反之抑制胃肠功能；可使胃下垂上提，十二指肠壁龛影愈合；可使增高的血清胃泌素下降等。这种双向调节作用是与疾病好转相一致的。

（九）消炎止痛

拔罐疗法的负压、吸吮、熨刮、牵拉、挤压皮肤和浅层肌肉的良性刺激，可引起血液的重新分配，改善神经调节，从而改善局部内环境，加速血液循环，促进病变部位组织细胞的恢复与再生，可见炎症在消退时，吸拔引起的神经调节机制和血液重新分配机制是不能忽视的。吸拔之后引起的局部血液循环的改善，可迅速带走炎性渗出物及致痛因子，减少或消除对神经末梢的刺激，消除肿胀和疼痛。

（十）解毒

拔罐产生的负压可使消亡的上皮细胞加速脱落，使局部毛细血管扩张，皮肤及皮下组织的血流量增加，改善皮肤的呼吸作用，更有利于汗腺与皮脂腺的分泌，协助和加强了肾脏排泄体内新陈代谢的废物。负压使皮肤表面产生微气泡溢出，排除组织的"废气"，加强了局部组织的气体交换，从而使体内的废物、毒素加速排除，加强了新陈代谢。

三、传统罐具

（一）竹罐

常见竹罐有两种（图 1-1）

竹制火罐：用火力排气法时。竹罐可因日久不用而过于干燥，甚至破裂，以致漏气，因此在使用前先用温水浸泡几分钟，可使竹罐质地紧密不漏气。

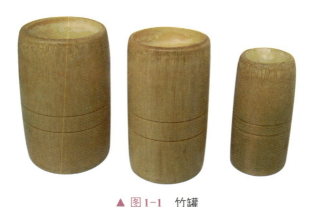

▲ 图1-1　竹罐

　　竹制煮罐：采用水或药液煮罐或熏罐法时，选取色淡黄、微绿而质地坚实的竹管（绿竹过于幼嫩、含水多、纤维疏松，煮罐后管壁过热容易发生烫伤，且管壁柔软不耐用；年久的枯竹，管壁较脆、易裂，也不耐用）。

　　竹罐的优点是轻便、耐用、价廉、不易打碎、比重轻、吸得稳、能吸收药液，且容易取材、制作方便。

　　竹罐的主要缺点是易燥裂漏气、不透明、不易观察皮肤颜色的变化及出血情况。

（二）陶瓷罐

　　陶瓷罐是陶罐和瓷罐的统称，汉唐以后较为流行，一般不严格区分。在北方农村较普遍使用。多是用陶土涂黑釉或黄釉后烧制而成。陶瓷罐适用于火力排气法（图1-2）。

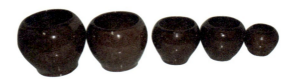

▲ **图1-2　陶瓷罐**

　　陶瓷罐的优点：价格低廉、吸拔力大、易保管、易于消毒，适用于多个部位，可用于多种手法。

　　陶瓷罐的缺点：罐具较重、容易打破、不便携带、无法观察罐内皮肤变化，故不用于血罐。

（三）玻璃罐

　　玻璃罐是用耐热玻璃烧制而成，腔大口小，罐口边缘略突向外。

按罐口直径及腔的大小，可分为大、中、小三种型号。在医疗单位较多用。凡是口小且光滑、腔大、有吸拔力的玻璃器皿（如罐头瓶、玻璃茶杯、药瓶等）均可代替火罐应用。玻璃罐适用于火力排气法（图1-3）。

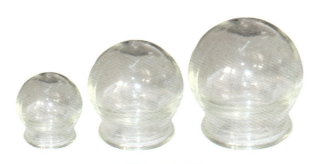

▲ 图 1-3　玻璃罐

玻璃罐的优点：造型美观、清晰透明、便于拔罐时在罐外观察皮肤的变化。由于可掌握出血量的多少，特别适用于刺络拔罐法、走罐法。

玻璃罐的缺点：容易破碎、导热快、易烫伤。

（四）兽角罐

兽角罐是先秦以来传统的治疗工具，以动物角（牛角、羊角等兽角）为主（图1-4）。

此种罐具在牧区便于取材，制作方法简便，经济实惠，耐用，负压性较好，易于操作和掌握。牛羊角本身也属于药材，具有清热凉血、息风止惊等作用，有益于相应病证的治疗。

其缺点是不耐高温消毒，也不适于其他手法。角质不透明，不

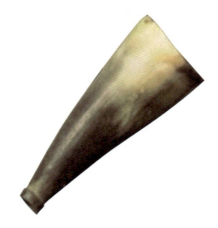

▲ 图1-4　兽角罐

利于观察罐内体表皮肤的变化。

（五）金属罐

金属罐是指用铜或铁、铝等金属材料制成的罐具。适用于火力排气法。虽有坚固耐用、不易破碎、消毒便利、吸力较强等优点。但由于价格高、传热特快、容易烫伤皮肤、不透明、无法观察拔罐部位皮肤变化等缺点，现已很少应用。

四、新型罐具

在传统罐具的基础上，结合现代医疗技术产生了很多新型罐具，主要有抽气罐（注射器或空气唧筒排气罐、橡皮球排气罐、电动吸引器排气罐、旋转手轮活塞式负压拔罐）和多功能罐（电热罐、红外线罐、刺血罐、灸罐、离子透入罐等）。

五、拔罐配用材料

（一）燃料

1. 酒精或白酒　火罐以火热作为排气的手段，因此在治疗时常首选用热能高而又挥发快的酒精作为燃料，其浓度为 75%～95%。在家庭拔罐如无酒精时，可选用高度数的白酒代用。酒精作为燃料的特点是热能高、火力旺，燃烧后无油烟，可使罐内保持清洁，能迅速排出罐内空气，负压大，吸拔力强，当盖罐后火便速灭，不易烫伤皮肤。

2. 油料　在民间有些群众拔罐，常以食油作为燃料，但它挥发得慢，又易污染皮肤，现在很少使用；若使用应采取闪火法，以减少皮肤污染。

3. 纸片　纸片也是常用的燃料，在应用中应选择质薄者，以免造成燃烧不全影响排气，或因纸厚造成火炭坠落而灼伤皮肤，因此不宜选用厚硬及带色的纸张。因纸片燃点低，热力不够，影响排气，还会出现结炭坠落而烫伤皮肤，故一般不宜选用。

（二）消毒剂与润滑剂

1. 消毒清洁用品　酒精脱脂棉球，是常用的消毒清洁用品，术前用以清洁皮肤、消毒罐具，拔罐时用以燃火排气。在拔罐过程中，有时可因失误而烫伤皮肤，故在术前还需准备一些纱布敷料、医用胶布、甲紫、烫伤药膏之类，以作应急之用。

2. 润滑剂　润滑剂是在治疗前涂在施术部位和罐口的一种油剂，以加强皮肤与罐口的密接度，保持罐具吸力。一般常选用凡士林、液状石蜡、红花油、按摩乳及家庭用的植物油、水等做润滑剂。有时走罐为提高治疗效果常需润滑液。

（三）针具

在拔罐治疗时，因常要选用不同的拔罐法，故需准备一些必要的针具类器材，如使用针罐、刺血罐、抽气罐时，需要注射器针头、针灸毫针、三棱针、皮肤针等针具（图1-5至图1-9）。

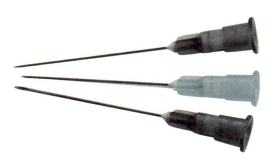

▲ 图1-5　注射器针头

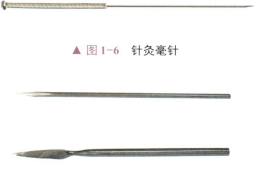

▲ 图1-6　针灸毫针

▲ 图1-7　三棱针

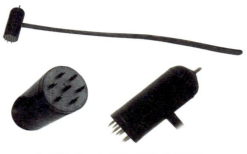

▲ 图 1-8　皮肤针（软柄梅花针）

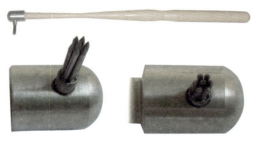

▲ 图 1-9　皮肤针（硬柄梅花针）

六、拔罐的体位选择

拔罐疗法应根据不同部位的疾病选择不同的体位，体位的选择原则是舒适持久，便于施术。

（一）卧位

对初诊、年老体弱，小儿和有过敏史、晕针史的患者，均宜采用卧位。常用卧位有以下 3 种。

1. 仰卧位

适用于取头面、胸腹、上肢掌侧、下肢前侧及手、足部的穴位时均可取用此体位。患者平卧于床上，颈部及膝部膝弯处用枕或棉被垫起。

2. 俯卧位

适用于取头颈、肩背、腰骶及下肢后侧诸穴时可采用此体位。患者双手屈曲抱枕，面向下，下肢平放，俯卧于治疗床上。

3. 侧卧位

适用于周身（除接触床的部位外）的各个部位诸穴时均可用此体位。患者侧卧于治疗床上，下肢可呈屈曲状。

（二）坐位

一般地说，有条件采用卧位则不选用坐位，以防罐具脱落、损坏或晕罐等不良反应。常用坐位有以下 6 种。

1. 正伏坐位

适用于头部、颈项及肩背部。腰骶部取穴时可用此体位。患者端坐于一方凳上，两腿自然下垂，双手屈曲，头向前倾靠于桌面上。

2. 仰靠坐位

适用于前头部、颜面部、胸腹、腿部前侧等穴位。患者正坐，仰靠坐在椅子上，下肢落地。

3. 侧伏坐位

适用于侧头部、肩背部诸穴时可用此体位。患者坐在凳或椅子上，双手侧屈和头侧向一边伏于桌面上。

4. 屈肘仰掌坐位

适用于头部、肩背部、胸部及上肢手前侧部诸穴时可用此体位。患者正坐在凳子上，双手微屈平伸伏于桌面上。

5. 屈肘俯掌坐位

适用于头部、肩背部、胸部及上肢手背部诸穴时可用此体位。患者正坐，双手掌面伏于桌面上。

6. 屈肘拱手坐位

适用于头部、肩背部、胸部及上肢外侧面诸穴时可用此体位。患者正坐，双掌弯曲置于桌面。

如果在治疗过程中患者需要变动体位，术者应扶稳罐具，并协助缓慢变动体位。但在施术留针罐术时，切不可变动体位，以免发生不适。

七、常见的拔罐方法及操作

（一）火罐的操作方法

火罐法属单纯拔罐法，为临床最常用的拔罐疗法，一般有广义和狭义之分，从广义讲是泛指各种拔罐方法，狭义则专指用火力排气的拔罐方法。这里系指后者而言。凡竹罐、陶瓷罐、玻璃罐……均可用于火力排气法。根据病情和应拔部位不同，可选用不同"罐法"的操作方法。罐具型号大小，可按病情和部位选用（图 1-10）。

1. 闪罐法

是指将罐吸拔在应拔部位后随即取下，如此反复一拔一取的一

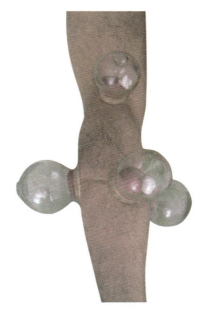

▲ 图1-10　火罐法

种拔罐法。若连续吸拔 20 次左右，又称连续闪罐法。

【适用范围】

凡以风邪为主的疾患，如肌肤麻木、疼痛、病位游走不定者，如肌肉萎缩、局部皮肤麻木或功能减退的虚弱病证及中风后遗症等，多采用此法。此外，由于此法属于充血拔罐法，拔后在皮肤上不留瘀紫斑，故较适合面部拔罐。皮肤不太平整，容易掉罐的部位也多用此法。

【操作要领】

用镊子或止血钳夹住蘸有适量酒精的棉球，点燃后迅速送入罐底，立即抽出，将罐拔于施术部位，然后将罐立即取下，按上述方法再次吸拔于施术部位，如此反复多次至皮肤潮红为止。操作者应随时掌握罐体温度，如感觉罐体过热，可更换另一罐继续操作。

【注意事项】

拔罐时要注意火屑勿落在患者身上，防止烫伤。在应用闪火法时，棉球酒精不要太多，以防酒精滴下烧伤皮肤；用贴棉法时，应防止燃着的棉花脱落；用架火法时扣穴要准，不要把燃着的火架撞翻。

2. 留罐法

又称坐罐法，是指罐拔在应拔部位后留置一段时间的拔罐方法。

【适用范围】

适用于以寒邪为主的疾患。脏腑病、久病，病位局限、固定、较深者，多选用此方法。如经络受邪（外邪）、气滞血瘀、外感表证、皮痹、麻木、消化不良、神经衰弱、高血压等病证，用之均有疗效。

【操作要领】

凡病变部位较小或压痛点为一点，可用单罐；病变范围广泛，病情复杂者，用多罐。因根据罐具多少不同，又分为单罐留罐法和多罐留罐法两种。后者因罐具距离与罐数不同，又分为密排法（罐距小于 3.5 厘米）、疏罐法（罐距大于 7 厘米）。留罐时间一般为10～25 分钟（不宜超过 30 分钟），小儿和年老体弱者以 5～15 分钟为宜。用多罐拔罐时，宜采用先上后下和从外向内的顺序；罐具的型号应当是上面小下面大，不可倒置。

病情实证多用泻法，单罐用口径大、吸拔力大的：多罐用密排罐法（吸拔力大），吸气时拔罐，呼气时起罐。

虚证多用补法，单罐用口径小、吸拔力小的：多罐用疏罐法（吸拔力小），呼气时拔罐，吸气时起罐。留罐法可与走罐法结合使用，即先用走罐法，后用留罐法。

（二）走罐的操作方法

走罐法又称推罐法、拉罐法、行罐法、移罐法、滑罐法等，是指在罐具吸拔住后，再反复推拉、移动罐具，扩大施术面积的一种拔罐方法。此法兼有按摩作用，在临床中较为常用（图 1-11）。

【适用范围】

凡某些经络、脏腑功能失调，沉寒痼冷，积聚，经脉、气血阻滞，筋脉失养，外感等疾病，如外感、皮痹、高血压、胃肠功能紊

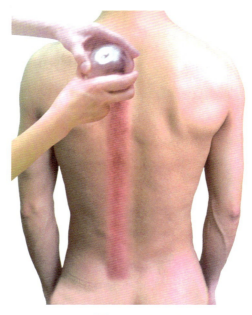

▲ 图 1-11　走罐法

乱、心悸、失眠、寒湿久痢、坐骨神经痛、痛风、肌肉萎缩等都可选用。

【操作要领】

拔罐前，先在罐口及应推拔部位涂一些润滑剂，如水、香皂水、酒类、油类、乳剂等。罐具吸住后，用手扶住罐底，用力在应拔部位上下或左右缓慢地来回推拉。推拉时，将罐具前进方向的半边略提起，以另半边着力。一般腰背部宜沿身体长轴方向上下推拉；胸胁部宜沿肋骨走向推拉；肩部、腹部宜用罐具在应拔部位旋转移动（故又称旋罐法），四肢部宜沿长轴方向来回推拉。需加大刺激时，可以在推拉旋转的过程中对罐具进行提、按，也可稍推拉或旋转即用力将罐取下重拔，反复多次（取罐时常有响声，又称响罐法）。用水、香皂水、酒类等润滑剂时（用香皂水作润滑剂走罐时，又称滑罐法），应随时在罐具移动的前方涂擦润滑剂，以免因润滑不够引起皮肤损伤。走罐法操作的关键在于，当罐具吸住之后，要立即进行推拉或旋转移动，不能先试探是否吸住，否则推拉时就难以移动，用大力推拉会造成患者疼痛，甚至皮肤损伤。在推拉、旋转几次之后，才能停歇。此外，推拉、旋转的速度宜缓慢，每次推拉移动的距离不宜过长，推拉至皮肤呈潮红、深红或起丹痧点为止。

【操作手法】

根据病情不同，宜采用不同的走罐手法。常用走罐操作手法有以下三种。

(1) 轻吸快推术：选用小号玻璃火罐，以吸入罐内皮肤面高于罐外 3～4 毫米，皮肤微微潮红为度。在施术皮肤涂以温水，以每秒钟约 30 厘米的速度走罐，常用于外感表证、肺卫失宣、皮痹麻木等证，疗效甚佳。

此术吸附力轻，刺激量小，主要是影响皮部的功能，故以走罐后施术部位或周身汗出时疗效最佳。其对皮部产生的适宜刺激能够宣行卫气、祛除表邪，因此应用于外感皮痹麻木等证疗效明显，外感宜3小时施术1次，一般1～3次即愈，而皮痹麻木之证，如末梢神经炎等，则需每日施术1～2次，多在6～10次后收效。由于足太阳主一身之表阳，结合本术的作用特点，在施术部位上多以足太阳皮部为主，皮痹麻木之证可配合局部施术。

（2）**重吸快推术**：火罐吸拔后，以吸入罐内皮肤面高于罐外8毫米以上，皮肤紫红为度。施术皮肤涂以蓖麻油。走罐速度每秒钟30厘米左右。一般腹、背部用大、中号火罐，四肢用小号火罐。适宜于治疗某些经脉、脏腑功能失调的疾患，如高血压、胃肠功能紊乱、心悸失眠等多种疾病。

此术吸附力强、刺激量大，其作用主要是通过皮部、腧穴影响经脉气血，进而调整脏腑功能。常选用背部俞穴或腹部经脉皮部为主，背俞穴是脏腑经气输注于背部的部位，所以脏腑经脉病变时，背俞穴是走罐的必选部位。然后依病变脏腑、经脉选用相应的经脉皮部走罐。如高血压属阴虚阳亢之证者，于腹部两侧足太阴经之间走罐5遍，患者自觉腹部灼热，并有热流沿大腿内侧向足部传导；脘腹胀满者于腹部足太阴、足阳明经脉所在之处走罐，顿觉腹中大动，脘腹胀满之症得除。施术时间以每天1次为好，每次走罐3～5遍，一般在1个疗程之内可收到明显的疗效。

（3）**重吸缓推术**：重吸后，蓖麻油涂于施术皮肤，以每秒2～3厘米的速度走罐，使皮肤呈紫红色。背、腹部选用大、中号火罐，四肢用小号火罐。此术适宜于治疗沉寒痼冷、积聚、经脉气血阻滞、筋肉失于荣养等疾病，如寒湿久痹、坐骨神经痛、痛风及肌肉萎缩等证。

此术刺激量最大，能够吸拔沉滞于脏腑、经脉之阴寒痼冷从皮部、腧穴而出，并对局部筋肉有按摩作用，促进气血对筋肉的荣养。走罐部位以督脉、背俞穴和足太阳皮部为主，以激发阳气的温煦作用，祛除痼冷。本术刺激量大，施之太过，易伤皮肉，以每日施术 1次为好。

【注意事项】

(1) 罐口必须十分光滑，防止擦伤皮肤。

(2) 不能在骨突处推拉，以免损伤皮肤，或火罐漏气脱落。

(3) 用水及酒类等易挥发的润滑剂时，应随时在前进方向不断涂擦，以免因润滑不够引起皮肤损伤。

(4) 在施术过程中，推拉旋转的速度宜缓慢，快则易致疼痛，且每次推拉的距离不宜过长。

(5) 皮肤出现紫色并有痛感时，必须停止治疗。

(6) 起罐后擦净润滑剂，如与贮水罐、贮药罐配合应用，应防止药（水）液漏出。

（三）药罐的操作方法

药罐法是指拔罐与药疗配合，拔罐时或拔罐前后配合药物应用的一种拔罐方法。罐具经药液煎煮后，利用高温排除罐内空气，造成负压，使竹罐吸附于施术部位，这样既可起到拔罐时的温热刺激和机械刺激作用，又可发挥中药的药理作用，提高拔罐的治疗效果。随用药途径不同而分为药煮罐、药蒸汽罐、药酒火罐、贮药罐、涂敷药罐、药面垫罐及药走罐等。本法可根据需要，选用不同的排气方法及罐具，也可与针罐法、走罐法、按摩罐法等综合应用。此法适用范围广、疗效高，具有拔罐与药治的双重治疗效果。

【操作要领】

(1) **药煮罐法**：将选好的对证方药装入布袋内，放入锅中，加水煮沸一段时间（煮沸时间依病情需要而定，如治疗外感的药物可煮沸几分钟，甚至用开水冲一下即可，舒筋活血药煮沸约 30 分钟等），再将竹罐放入药液中煮 2～3 分钟（不宜超过 5 分钟），然后用筷子或镊子将竹罐夹出、罐口朝下，甩去药液，迅速用折叠的消毒湿毛巾揾一下罐口，以便吸去药液和降低罐口温度，然后趁罐内充满蒸汽时，迅速将罐扣在应拔部位。扣罐后，手持竹罐按压约半分钟，使之吸牢。如系外感病证可选用下列药方。

煮药罐方之一（《针灸学》江苏省中医学校编）：羌活、独活、紫苏、艾叶、菖蒲、白芷、防风、当归、甘草各 1.5 克，连须大葱头 60 克。用清水 5000 毫升，煮数沸后备用。

煮药罐方之二：薄荷、荆芥、桑叶、菊花、连翘、银花、牛蒡子、陈皮、杏仁、丹参、甘草各 9 克，用清水 5000 毫升，煮数沸后备用。

(2) **药蒸汽罐法**：将选好的药物水煮至沸，然后按水蒸气排气法拔罐。随证选用药方，亦可用上述煮药罐方。

(3) **药酒火罐法**：以药酒滴入罐内，以火力排气法拔罐。可随证选用下列药酒方。

樟脑桂附配方（《外治汇要》）：桂枝、附子、吴茱萸、生姜各 5 克，樟脑、薄荷脑各 2 克。将上药装入瓶中，加入 75% 酒精适量（约 500 毫升）浸泡两周备用。

芎白血胡配方（《外治汇要》）：川芎、白芷、血竭、小茴香、木鳖子、元胡、当归、乳香、没药、川乌、草乌、独活、羌活、防风、泽兰、红花各等份，冰片少许。用 75% 酒精适量，浸泡两周备用。

（4）**贮药罐法**：适用各种罐具。用火力排气法，或抽气排气法、挤压排气法。除以药液代替水贮于罐内之外，操作同"贮水罐法"。用药可用煮药罐方或药酒方，或随证选用药。

（5）**涂敷药罐法**：是指拔罐前后，或拔罐时在应拔部位涂敷药乳、药酒、药糊、药膏等的拔罐方法，用"留罐法"。排气方法可用火力排气法或药煮、药蒸汽排气法，亦可用抽气排气法。常用涂敷药方如下。

参龙白芥膏（《中国针灸》1989 年）：白芥子、细辛、甘遂、吴茱萸、苍术、青木香、川芎、雄黄、丁香、肉桂、皂角各等份，红参 1/10 量，共研细末，每 10 克用海龙一条、麝香、冰片少许。用时以鲜生姜汁适量调成膏糊状，备用。每用少许涂敷应拔部位。

三黄解毒液：黄芩、黄连、生大黄、栀子、蒲公英、重楼、生甘草各 9 克，水煎成 30% 药溶液，再加入樟脑 3 克和冰片 1.5 克，溶化后备用。每取此药液涂擦应拔部位或患处，凡热毒诸证均可用之。

（6）**药面垫罐**：是将药面垫置于应拔部位再拔罐的一种治疗方法。即将选好的药物共研细末，每取适量药末用水调匀涂敷；或在面粉中加药末按比例约为 1∶20 制成含药的药面垫，置于应拔部位，用留罐法拔罐。

（7）**药走罐法**：药走罐与走罐法的不同之处是以药液、药乳、药酒、药油等作为走罐润滑剂的拔罐方法。本法可根据需要选用不同的排气方法。也可与针罐法、按摩拔罐法等综合运用。

【**注意事项**】

（1）根据病情，选择拔罐部位，摆好患者体位。

(2) 拔罐位每次都要更换，以免损伤皮肤。

(3) 注意留罐时间，不能超过 20 分钟。视病情决定应用吸拔力的大小。

(4) 根据病情，选取吸拔药罐的数目。

(5) 应用的药物也根据病情决定。

(6) 不要在血管浅显处、心搏处、鼻、眼、乳头、皮肤细嫩、毛发多或凹凸不平处拔药罐。

(7) 治疗时要严密观察患者局部和全身反应。注意对所应用药物有否过敏。

(8) 患者发狂、烦躁不安，或者全身出现剧烈抽搐的；久病体弱致全身极度消瘦、皮肤失去弹性的；患出血性疾病，有广泛皮肤病者、皮肤易过敏者；患者有心力衰竭或者全身浮肿者，不宜使用拔药罐疗法。

（四）针罐的操作方法

针罐法是指拔罐与针刺配合应用的一种综合疗法。此法有广义和狭义针罐法两种。广义的针罐法，包括拔罐配合毫针、电针、指针、梅花针、三棱针、挑治、割治、激光针等针法；狭义则仅指毫针与拔罐配合应用的一种方法（图 1-12）。

拔罐前应根据治疗需要选择适当的针具。如粗毫针、七星针、梅花针、磁刺筒、缝衣针、三棱针、注射针头、小眉刀等。亦可因地制宜用竹签、瓷片、碎玻璃片等。罐具以透明者为佳，借以观察罐中情况。针罐则依需要，选取不同型号的毫针及罐具（以透明罐具为佳）。

1. 毫针罐法

针刺具有增强拔罐的疏通经脉气血、祛除邪气、调理阴阳的效应，两者具有协同治疗的作用，普遍适应于各种类型的病证。其中，对重症及病情复杂的患者尤为适用。毫针罐可分以下 2 种。

（1）**出针罐**：此法适用于病程短，病情重，病证表现亢奋，属于中医实证类型者（如跌打瘀肿、感冒、感染性热病、风湿痹痛等）。首先在有关穴位上针刺"得气"后，再持续快速行针（强刺激）约 10～20 秒钟，然后出针，不需按压针刺点，立即拔罐于其上，可吸拔出少许血液或组织液。

（2）**留针罐**：在相应的穴位上针刺"得气"后，不需持续捻针即可拔罐，用罐把针罩住，起罐后才出针。本法选用的针规格要适度，进针到合适的深度后，留在皮面上的针杆长度要小于罐腔的高度，否则易将针柄压弯及发生疼痛。一般对胸部、背部、肾区，以及有较大血管、神经分布的四肢穴位，尤其瘦弱者，直刺不宜针得太深，

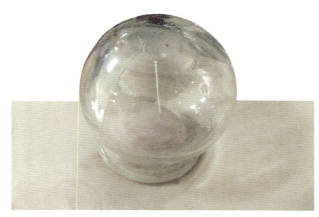

▲ 图 1-12　针罐法

要比正常人刺入的深度浅，否则拔罐后由于吸力的作用，针尖可能会逆势深入，而超出正常深度，容易造成损伤。

2. 刺络罐法

是用三棱针或注射针头刺穴位、病灶部表皮显露的小血管，使之出血或出脓，然后立刻拔罐，也有先拔罐而后刺血者，本法常用于病程短，症状较重，表现亢奋，具有红、热、痛、痒、游走不定等实证者，如感染性热病、内脏急性疾患（支气管炎、急性胃炎、胆囊炎、肠炎等）、肝阳上亢型高血压、神经性皮炎、皮肤瘙痒、丹毒、疮痈、急性软组织损伤等。常用刺络罐方式有以下 6 种：

（1）**先针后罐**：首先用三棱针在一定的穴位、部位进行针刺，然后用罐吸拔出血。一般吸拔 10～15 分钟。

（2）**先罐后针**：常用于胸腹部，即先用火罐在一定穴位、部位进行吸拔（一般吸拔 10～20 分钟），至皮肤发红为度，然后用三棱针轻微点刺，并用两手指拿提针刺部位 10 余次至微出血即止。此方式多以泄气为主。

① 针罐行针：首先在一定部位用三棱针点刺出血，接着用火罐吸拔针刺部位，使之再次出血，然后再用三棱针在针刺部位做循经轻轻点刺。此法多用于重病患者或急救使用。

② 行罐针罐：此法常用于四肢肌肉丰满处或腰部，在选定穴位、部位进行循经上下行罐（走罐），一般行罐三次，以肤红为度，并在选定穴位、部位进行点刺，然后再用火罐吸拔 2～3 分钟，使之出血。此法多用于泄热为主证者。

③ 浅刺留罐：先用两手拿提针刺部位、穴位，然后以三棱针轻微点刺，以患者感到疼痛为度。再用火罐吸拔，留罐 15～20 分钟。

此法多用于对针刺恐惧的患者。

④ 深针走罐：首先用三棱针采取重手法针刺，出血片刻后，用酒精棉球压住针刺部，然后以放血部位为中心向四周走罐。以行气活血为主。此法常用于治疗外伤瘀血、红肿不退等（新伤要隔日治疗）。

一般常用三棱针在应拔部位刺破放血，也可用小眉刀、注射针头、缝衣针、竹签、瓷片、碎玻璃等刺划之，常用的刺法有以下几种。

① 缓刺：适用于肘窝、腋窝等部位放血；

② 速刺：适用于四肢末端十二井穴和十宣穴等穴位放血；

③ 挑刺：用三棱针刺破细小静脉，挤出少量血液（1～3 滴），适用于背部和耳后等处；

④ 围刺：围绕病痛区、肿处四周点刺放血；

⑤ 丛刺：用三棱针在某一较小部位，多次点刺，使之微出血；

⑥ 散刺（又称豹纹针）：用于面积较宽的部位，进行循环点刺，刺至皮肤发红充血为度。

通过上述某一种刺法后，立即进行拔罐。一般采用火罐或药罐，酌情留罐或闪罐法（以玻璃罐为宜）。

3. 挑刺罐法

此法是用三棱针、注射针头挑断穴位上或病理反应点（如结节、变色点、怒张小血管等）上的皮内、皮下纤维，然后立刻拔罐。本法适应范围较广，对体质虚实的各种类型急慢性病证，如慢性支气管炎、哮喘、冠心病、高血压、胃肠慢性炎症、风寒湿所致腰腿痛、皮肤病、痔疮等均可采用。

4. 皮肤针罐法

此法是用皮肤针（梅花针）在需治疗的部位、穴位进行叩击，局部皮肤出现潮红或渗血即止，立刻用火罐吸拔。此法取穴面积较大（如肩背腰腹部）或取穴较集中，适用范围较广，具有拔罐和梅花针叩刺的双重治疗作用，适用于各种急慢性疾病。

5. 火针罐法

此法是用烧红的火针（钨钢制的粗针）先速刺穴位或病灶，然后立刻拔罐的方法。施术时要避开大血管、神经。为了使刺入准确，术前可在局部涂以碘酒或红药水做标记，然后将在酒精灯上烧红的针尖快速刺入至预定的深度后立即拔出，再用火罐吸拔 5～10 分钟。本法有温经散寒、软坚散结的作用，适用于寒湿性关节痛、良性结节肿块、冷性脓肿等病证。

【注意事项】

(1) 术前对针具及施术部位要严格消毒，以免发生感染。

(2) 留针拔罐时，进针后留在皮面上的针柄长度，要小于罐腔的高度，以免扣罐后压弯针柄而出现疼痛等不适。还应防止因肌肉收缩发生弯针、折针现象。避免将针撞到深处造成损伤。所以对胸部、背部、胁腹部、肾区等，以及有大血管、神经分布的穴位，尤其是对于瘦弱者，直刺不宜过深。

(3) 在利用三棱针等进行刺血时，要防止截断皮下的重要组织。如主要的血管、神经等。故凡皮下浅在部有重要组织的部位处（如颈侧、腹股沟或上臂内侧等处），应特别谨慎。

(4) 拔罐后皮肤被吸入罐内，因此散刺或叩刺面积须较选定的火罐口径略大，这样拔罐后，该面积可以恰巧在火罐口径以内。

(5) 当在相接连的两个以上部位进行刺络拔罐时，散刺或叩刺部间距要适当增宽，因为拔罐后，皮肤被吸入罐内，间距缩短，以致再往下拔时，火罐不能准确地拔到散刺或叩刺的中心，或因皮肤被向两端过度牵拉产生撕裂样疼痛。

(6) 拔罐放血时，达到治疗所需的出血量即应起罐（一般不管针刺面积大小或拔罐数量多少，每次出血总量以不超过 10 毫升为宜，丹毒时可适当增加出血量），为便于观察，宜选用透明罐具，出血量过多时，应立即起罐，并按压止血。

(7) 拔瘀血或脓肿时，若出血缓慢，皮肤有皱缩凹陷，说明瘀血或脓液基本拔出，当及时起罐。

(8) 治疗前须向病员说明治疗情况，以免产生恐惧心理。

（五）起罐的操作

起罐，是指拔罐疗法过程中最后一种操作方法。根据使用罐具、排气方法不同，一般分为手工起罐法和自动起罐法两种。

1. 起罐操作方法

(1) **手工起罐法**：此法为临床所常用。常规手法是用一手轻按罐具向左倾斜，另一手以食、中指按住倾斜对方罐口处的皮肤（肌肉），使罐口与皮肤之间形成空隙，让空气进入罐内，吸力就会消失，则罐具自落。切不可硬拉或旋转罐具，以免损伤皮肤。

(2) **自动起罐法**：凡有自动起罐装置的罐具，起罐时，先卸掉气嘴上的螺丝帽，再抽气门芯使空气从气嘴进入罐内则罐自落。

2. 起罐的顺序

在起多个罐具时，要按拔罐先后顺序而定。原则是先拔先起，后拔后起。还要注意上下顺序，如在背部拔多个罐时，应按先上后下起罐，这样起罐，可防止发生头昏脑涨、恶心呕吐等不良反应。

3. 起罐后的局部处理

起罐后，用消毒纱布（或干棉球）轻轻拭去罐斑处的小水珠、润滑剂、血迹等。若配合割治、挑治时，起罐后宜用消毒敷料覆盖伤口，以防感染。如拔治疮痈时，常会拔出脓血，应预先在罐口周围填以脱脂棉或纱布，以免起罐时脓血污染衣服、被褥等，起罐后，擦净脓血，并对伤口进行适当处理。若有水疱，可用无菌针刺破，抹干后涂甲紫即可。若局部绷紧不适，可轻轻揉按，使其放松。若皮肤干裂，涂植物油或刮痧油即可。针刺或刺络拔罐后，针口应用医用酒精消毒。皮肤下出现紫红斑点属正常反应，无须特别处理。

起罐后，若拔罐部位有痒感，嘱患者切不可搔抓，以免感染。罐斑处的发绀色，可于几天内消失，不必顾虑。

起罐后，应嘱患者适当休息，恢复疲乏感觉，忌当风口，以防外邪侵袭。

八、拔罐的反应与处理

（一）正常拔罐反应

拔罐通过不同的手法产生负压吸引，使局部的皮肤、血管、神经、肌肉等组织隆起于罐口平面以上，患者感觉局部有牵拉、紧缩、发胀、温暖、透凉气、酸楚、舒适等反应；部分患者拔罐时疼痛逐渐减轻，当留罐一定时间或闪罐、走罐、摇罐等手法后，皮肤对刺激产生各种各样的反应，主要是颜色与形态的变化，我们把这种现象称之为"罐斑"。局部皮肤出现潮红、红点、紫斑等类似的不同疹点，皮肤的这些变化属于拔罐疗法的治疗效应，若患者无明显不舒，则 2～5 天自然消退，可自行恢复，无须作任何处理。

如用针刺后拔罐、刺络（血）拔罐时，治疗部位如有缓慢出血，或用拔罐法治疗疖痈时，罐内拔出大量脓血或坏死组织等，此亦均为正常现象。部分患者皮肤反应明显或较重，出现深红、紫黑、青斑、触之微痛者多为瘀血热毒；若出现水肿、小水疱、罐内较多水汽者多为湿气水饮；有时拔罐后其水汽色呈血红或黑红，多表示久病湿夹血瘀的病理反应；皮色无明显变化、发凉者多为虚寒病证；如在拔罐后，皮肤表面出现微痒或出现皮纹，多表示患有风证。这些对诊断和判断预后有指导意义。

（二）异常拔罐反应

拔罐后患者感到局部紧拉、疼痛、不舒难忍，或产生不同的远端和全身反应，如发冷发热、麻木、窜痛、肿胀等均属于异常反应。其原因要考虑以下因素。

(1) 患者精神紧张，疼痛敏感。

(2) 吸力过大。

(3) 选择部位不合适（神经、血管、骨骼、创面等不理想部位）。

(4) 罐具质量差，边缘不平滑。

(5) 吸拔时间过长。

(6) 罐法的选择和使用方法不适于患者的病情或体质。

(7) 患者的病情或体质不宜于拔罐。

应根据具体情况予以适当处理。如此处不宜再行拔罐，可另选其他部位。针后拔罐或刺络（血）拔罐，如罐内有大量出血时（超过治疗所要求的出血量）应立即起罐，用消毒棉球按住出血点，不久即能止血。个别患者因过度虚弱、疲劳、饥饿、恐惧心理或以上原因而在拔罐中出现头晕、恶心、呕吐、冒冷汗、胸闷心慌、甚至晕厥等。这些反应，只要我们操作中细心认真，密切观察，灵活选用，很大程度上都可以避免。

（三）异常反应的预防及处理方法

为了避免异常反应的发生，施术者应该注意以下几个方面。

(1) 做好术前准备，消除患者紧张情绪和恐惧心理。

(2) 个体有别，病证不同，吸力适当，时间相宜。

(3) 选择合适穴位、部位，避开骨端凸隆处、神经血管敏感处、创面和不宜拔罐的部位。

(4) 选择合适口径大小和质地较好的罐具，避免罐口不平或裂纹、底阀漏气等。

(5) 询问患者感觉和注意观察罐内的皮肤变化，如有水疱、瘀斑、过度隆起或感觉疼痛等，应及时处理。

(6) 罐法配合应用得当，特别是留罐、走罐、闪罐、刮罐等，既要对证病情，又要患者接受。

(7) 对于过度饥饿、疲劳、紧张、饮酒的患者，尽量不要施术或轻手法罐法。

(8) 如在拔罐过程中，患者感觉头晕、恶心、目眩、心悸，继则面色苍白、冷汗出、四肢厥逆、血压下降、脉搏微弱，甚至突然意识丧失，出现晕厥时（晕罐）。晕罐的发生，究其原理多为脑部暂时性缺血所致。应及时取下罐具，使患者平卧，取头低脚高体位。轻者喝些开水或糖水适量；若不能缓解，可揉按合谷、内关、太阳、足三里等穴；静卧片刻即可恢复。重者可用卧龙散或通关散吹入鼻内，连吹 2～3 管，待打喷嚏数次后，神志即可清醒。或针刺百会、人中、中冲、少商、合谷等穴；必要时注射尼可刹米、苯甲酸钠咖啡因等中枢兴奋剂。

九、拔罐疗法治疗原则

（一）根据患者具体病情选择合适的体位及拔罐法

一般来说，病痛只局限在一处，可以只用单罐来吸拔，如偏头痛就用单罐吸拔痛侧太阳穴处；肱骨外上髁炎只用单罐吸拔疼痛的肱骨外上髁处；眶上神经痛只用单罐吸拔疼痛侧的头维穴处。如果病变为大片，则多选用多罐丛拔，例如腰背部风湿，就在背部和腰部用数十个罐，罐子间距3～4厘米，进行吸拔。如果病变在关节处，亦可沿关节周围同时吸拔数个罐，例如肩关节周围炎，则在肩关节前、后面同时吸拔之。如果病变沿神经走行，则按神经走行部位进行吸拔，例如肋间神经痛、坐骨神经痛，就应选数十个罐，沿疼痛的肋间神经和坐骨神经分布区域一个接连一个吸拔。如果病变属于神经官能症，即自主神经功能失调，则可选用多个罐，在颈部和腰部交感神经丛处进行吸拔；例如自主神经紊乱型肠炎、腹泻，则在腰部交感神经丛处丛状吸拔，若是功能性心律失调，可在颈部排成两排进行吸拔。若是病变属于神经节段性分布，那就按神经节段来吸拔，例如压迫神经根型颈椎病，就可在受压的颈神经支配区域进行吸拔。若病变部位较小或肌肉浅薄，就用抽气小罐吸拔。如果是功能衰减性疾病，就可以选闪罐法来吸拔，例如面瘫，可用闪罐法吸拔颊车、下关、头维。若病变在肌肉丰满处，可用推罐法，例如梨状肌综合征，可选用推罐法，在梨状肌投影区上、下、左、右推罐。若是久治不愈的风湿性疼痛，可使用针罐法，先进行针刺，"得气"后，再将罐子套在针上进行吸拔。根据病变部位大小，决定选用吸拔罐子的大小、种类、施术手法。

（二）根据施术者习惯与患者适应能力选择疗法

施用拔罐疗法，每个施术者都有自己一套经验和不同程度熟练操作技巧。有的施术者愿用火罐，有的施术者愿用竹罐，有的施术者愿意采用抽气拔罐法，有的施术者愿意根据不同病因、病情选用不同的药物作药物拔罐，各有其所长。一般来说，各种拔罐方法的机制大致相同，施术者用哪种方法熟练、有把握，就可施用哪种方法。

另外，有些患者愿意接受火罐治疗，有的患者愿意接受竹罐治疗，有的患者愿意接受抽气拔罐治疗，有的患者愿意接受药罐治疗，有的患者除拔罐疗法外，还想配伍使用针灸、刺络、贴敷药物等。但是一定要根据病情需要，同时还能满足患者的要求，选择拔罐方式，两者应不偏不倚，否则都会影响疗效。

（三）灵活运用

虽然罐具简单，但通过不同的操作方法及配合疗法等，可有多种罐法，而不同的拔罐方法则具有不同的作用，临床可根据具体情况灵活运用，以达到最佳的治疗效果。如火罐法的密排法以泻实作用为主；疏排法则以补虚作用为主；留罐法以祛寒作用为主；闪罐法以祛风作用为主；走罐法以活血通络作用为主；水罐法以温经散寒作用为主；刺络（血）拔罐法则以逐瘀化滞，解闭通结为主。药罐法则依选取药物不同，而发挥其祛风、散寒、通经、活血、舒筋、止痛或镇静安神等各种作用。针罐法则可结合针刺的不同手法，使其具有多种功效。此外如配合推拿、电针、割治、红外线、TDP 及其他各种现代化理疗方法，则更扩大了其适应范围。

十、拔罐疗法的禁忌证

凡有下列情况（或疾病）之一者，应当禁用或慎用拔罐疗法。

(1) 全身剧烈抽搐，或癫痫正在发作的患者，不宜拔罐治疗。

(2) 患者精神失常、精神病发作期不宜施用拔罐疗法。

(3) 久病体弱致全身极度消瘦、皮肤失去弹性者，不宜施用拔罐疗法。

(4) 患者平时容易出血、患有出血性疾病、如过敏性紫癜、血小板减少性紫癜、血友病、白血病、毛细血管试验阳性者，不宜施用拔罐疗法，以免造成出血不止。

(5) 患有广泛的皮肤病，或者皮肤有严重过敏者，不宜拔罐治疗其他病。

(6) 患者患有恶性肿瘤，不能施用拔罐疗法。以免促进肿瘤播散和转移。

(7) 妇女怀孕期间的腰骶部和下腹部、乳头部不能施用拔罐疗法，以免流产。

(8) 患者患有心脏病出现心力衰竭者、患有肾脏疾病出现肾功能衰竭者、患有肝脏疾病出现肝硬化腹水、全身浮肿者，不宜选用拔罐疗法。

(9) 在需要拔罐治疗的局部有皮肤病者，不宜施用拔罐疗法。

(10) 禁用部位：拔罐部位以肌肉丰满、皮下脂肪丰富及毛发较少部位为宜。体表大血管处、心搏处、皮肤细嫩处、瘢痕处和鼻、眼、乳头、口唇、骨突出处，以及皮肤松弛而有较大皱纹处，均不宜拔罐。前一次拔罐部位的罐斑未消退之前，不宜再在原处拔罐。

拔罐疗法的禁忌证与不宜拔罐的部位，不是绝对的，有人用此法治疗水肿、精神病、高热、活动性肺结核等，未见不良反应，且收效甚佳。也有用于乳头、心搏处、鼻部、耳部、前后阴等，也无不良反应。何况拔罐疗法与其他疗法配合应用，亦有与其他疗法相适应病证，自当参合而定。但在临床应用时，以上情况要尽量避免使用，必须选用时，也应慎重。

第 2 章　经络腧穴学

一、经络学

经络是人体运行气血的通路，是经脉与络脉的总称。"经"和"络"内属脏腑、外络肢节，沟通内外，贯穿上下，将内部的脏腑和外部的各种组织、器官，联系成为一个有机的整体，使人体各部分的功能保持相对的协调和平衡。

经络中的经气来源于脏腑之气，经气的虚实可反映出脏腑的盛衰。脏与腑，脏腑与体表之间多种复杂的生理功能活动都依赖于经络的沟通。同样，它们之间的病理关系也会反映在经络上。若辨明经络，分清虚实，选取腧穴，运用针灸、点穴、拔罐等疗法来调理气血，就可以治疗疾病，保持健康。

（一）经络系统的组成

经络系统的构成见图 2-1。

（二）经络系统的功能及应用

经络理论可用于说明人体的生理、病理，并指导临床诊断和治疗，具有重要意义。

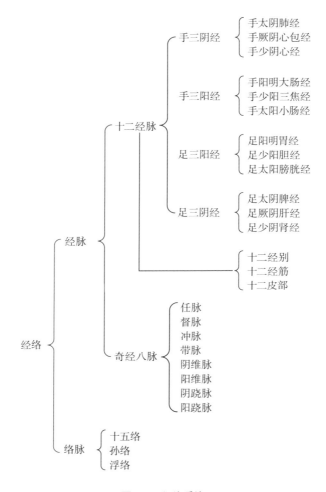

图 2–1　经络系统

1. 生理功能

(1) 沟通内外，联系肢体。

(2) 运行气血，营养全身。

(3) 抗御外邪，保卫机体。

2. 病理反应

在正常生活情况下，经络是运行气血、感应传导的通道，而在病理情况下经络就成为传递病邪和反映病变的途径。通过经络的传导作用，内脏的病变可以反映于体表，表现于某些特定的位置或相应的孔窍。

3. 诊断上的作用

(1) **辨证归经**：经络有一定的循行路线和脏腑络属，能反映所属脏腑的病证，所以临床上可以根据患者所表现的症状，结合经络循行，来辨证归经。当机体发生疾病时，同一疾病由于发病的症状不同，通过观察疾病的位置不同，可按症分经，进行分析病位，归属其某经的病变。例如：头痛症状，痛在前额位置属阳明经；痛在两侧属胆经；痛在后头属膀胱经；痛在头顶属肝经。两胁疼痛或少腹痛，则多与肝经有关。阑尾炎患者，多在足阳明胃经的上巨虚位置出现压痛点。

(2) **循经诊断**：某些疾病常可反映在经络循行通路上，或反映在经气聚集的某些穴位上，因此这些位置常有明显的压痛、结节等异常反应，或出现皮肤形态、温度的改变，根据这些病变的反应位置，可知病在何经，即循经诊断。

4. 治疗上的作用

机体的阴阳失调能引起各种疾病，针刺与拔罐能调整机体阴阳的平衡失调。经气通调，疾病自消。清代医家喻嘉言曾说过："凡治病不明脏腑经络，开口动手便错。"可见经络理论指导治疗的重要性。

5. 选穴的原则

(1) **循经取穴**：经脉和十二脏腑各有其具体的证候，因而在诊断明确以后，即应根据"经脉所通，主治所及"的原则而进行取穴治疗。如"肚腹三里留，腰背委中求"，这种循经取穴方法，应用比较广泛。

(2) **局部取穴**：经脉循行各有一定的路线，因而当本经有病时，根据"十二经脉者皮之部也""欲知皮部，以经脉为纪"的理论，按经络循行所及位置为取穴原则，如肝病取肝经的期门穴。

(3) **异经取穴**：十二经脉和十二脏腑都有阴阳表里关系，这是异经取穴的理论和基础。例如：手太阴肺经有病，可取手阳明大肠经的穴位；手阳明大肠经有病，可取手太阴肺经的穴位等。

(4) **上病下取，下病上取**：十二经脉纵贯上下，因而在治疗上可作为"病在上取之下，病在下取之上"的理论依据。如足厥阴肝经发生头痛，病虽在上，治疗时却取肝经的太冲穴；脱肛，病虽在下，治疗时却可取督脉的百会穴。

(5) **三阴三阳循行取穴**：经络循行是"手之三阴从胸走手，手之三阳从手走头，足之三阳从头走足，足之三阴从足走腹（胸）"，因而可以采取迎随补泻法来进行拔罐治疗。

(6) **八脉交会取穴**：奇经八脉各有所会，所以临床上可按八脉交会取穴进行治疗。

(7) **经脉交叉取穴**：经脉有左右交叉的关系，因此，可采取交叉之法，即"病在左而治其右，病在右而治其左"。如足阳明胃经的左右两脉在承浆交叉，所以当左侧口眼㖞斜时，可取右侧地仓穴、颊车穴进行治疗；手阳明大肠经左右两脉在人中交叉，因此治疗右侧牙痛可取左侧合谷穴。

二、腧穴学

腧穴是人体经络、脏腑之气输注于体表的部位。"腧"是传输的意思，"穴"是空隙的意思，是针灸、拔罐的刺激点。由于腧穴与经络、脏腑在生理上是息息相关，密切联系的，因此对腧穴进行针刺、艾灸、拔罐就可发挥相应经脉的作用，以调节脏腑、气血的功能，激发机体内在的抗病能力，达到治愈疾病的目的。

（一）腧穴的分类

人体有很多腧穴，它是我国劳动人民在长期与疾病做斗争的过程中陆续发现，逐渐积累起来的。经过历代医家用"分部"或"分经"的方法，进行多次整理，才成为系统。一般分为十四经腧穴、奇穴和阿是穴等三类。

(1) **十四经腧穴**：即分布在十二经脉和任、督二脉上的腧穴，这些腧穴，具有主治本经病证的共同作用，因此分别归纳于十四经系统中，这是腧穴中的主要部分。这些腧穴，不仅具有主治本经病证的共同作用，而且能主治本经所属脏腑的病候。

(2) **奇穴**：又称"经外奇穴"，因有明确位置，又有明确穴名，但尚未列入十四经系统的腧穴，因有奇效，故称"经外奇穴"。如头部的太阳穴治疗头痛，百劳穴治瘰疬，四缝穴治小儿疳积，腰部的腰眼穴治疗腰痛等。

(3) **阿是穴**："阿"，《汉书·东方朔传》颜师古注为"痛"，因其按压痛处，患者会"啊"的一声，故得名为阿是。阿是穴没有固定位置，而是在压痛点或其他病理反应点上进行针灸、拔罐、艾灸、点穴等。阿是之名始见于《千金方》，以后又有"不定穴""天应穴"等名称。

(4) **新穴**：随着针灸学的发展，我国又陆续发现了不少新的穴位，称之为"新穴"，亦属于奇穴范围。目前新穴数目繁多，穴位复杂，在针灸、拔罐、点穴时宜慎重选择，避免滥用。

（二）腧穴的治疗作用

(1) **近治作用**：是一切腧穴（包括十四经穴、奇穴、阿是穴）主治作用所具有的共同特点，这些腧穴均能治疗该穴所在部位及邻近组织、器官的局部病证。例如眼区的睛明、承泣、四白、球后诸穴，均能治疗眼病；耳区的听宫、听会、翳风、耳门诸穴，均能治疗耳病；胃部的中脘、建里、梁门诸穴，均能治疗胃病等。

(2) **远治作用**：是十四经腧穴主治作用的基本规律，在十四经腧穴中，尤其是十二经脉在四肢肘、膝关节以下的腧穴，则不仅能治局部病证，还可以治疗本经循行所及的远隔部位的组织、器官、脏腑的病证，有的甚至具有影响全身的作用。例如合谷穴，不仅能治上肢病证，还能治疗颈部和头面部病证，同时还能治疗外感的发热；足三里穴不但能治下肢病证，而且对消化系统的功能，甚至对人体防卫免疫方面都具有很大的作用。

(3) **特殊作用**：临床实践证明，针刺某些腧穴，或在某些腧穴上拔罐、按摩、点穴，对机体的不同状态起着双重性的良性调整作用，如腹泻时可针刺、拔罐、按摩、点穴天枢穴，便秘时又能通便。心动过速时，针刺、拔罐、按摩、点穴内关，能减慢心率；心动过缓时，又能使心率恢复正常。同时腧穴的治疗作用还有特异性，如大椎退热，至阴矫正胎位等，均是特殊的治疗作用。

　　总之腧穴的主治作用，归纳起来大体是本经腧穴能治本经病，表里经穴能相互治疗表里两经病，邻近经穴能配合治疗局部病。各经的主治既有特殊性，又有共同性。

第3章 拔罐疗法常用腧穴

一、头面颈部腧穴

1. 印堂

归经：督脉。

位置：两眉头连线的中点。

功能：清热散风。

主治：头痛、鼻衄、鼻渊、失眠、小儿惊风。

2. 上印堂

归经：经外奇穴。

位置：印堂上1寸。

功能：清热散风，止痛。

主治：头痛、鼻炎、鼻渊、鼻衄、小儿惊风。

3. 迎香

归经：手阳明大肠经。

位置：鼻翼外缘中点，旁开0.5寸，鼻唇沟中。

功能：泻火散风，宣通鼻窍。

主治：鼻塞、鼻炎、口眼㖞斜。

4. 承泣

归经：足阳明胃经。

位置：目正视，瞳孔直下 0.7 寸，当眶下缘与眼球之间。

功能：疏风活络，开窍明目。

主治：眼病、目赤肿痛、迎风流泪、眼睑𥆧动、口眼㖞斜、头痛、眩晕。

5. 四白

归经：足阳明胃经。

位置：目正视，瞳孔直下 1 寸，当眶下孔凹陷中。

功能：疏风通络，清头明目。

主治：口眼㖞斜、目赤痛痒、头痛、眩晕、面肌痉挛。

6. 地仓

归经：足阳明胃经。

位置：平口角旁 0.4 寸。

功能：祛风活络，扶正镇痛。

主治：流涎、口眼㖞斜、牙痛、颊肿。

7. 颊车

归经：足阳明胃经。

位置：下颌角前上方一横指凹陷中，咀嚼时咬肌隆起处。

功能：开关通络，祛风调气。

主治：口眼㖞斜、牙痛、颊肿、牙关脱臼、颈强。

8. 下关

归经：足阳明胃经。

位置：颧弓下颌切迹之间的凹陷中，合口有孔，张口即闭。

功能：疏风活络，调气止痛。

主治：面瘫、牙痛、耳聋、耳鸣、眩晕。

9. 头维

归经：足阳明胃经。

位置：额角发际直上 0.5 寸。

功能：祛风泻火，止痛明目。

主治：头痛、目眩、目痛、视物不明、喘逆烦满。

10. 太阳

归经：经外奇穴。

位置：眉梢与目外眦之间的后约 1 寸处凹陷中。

功能：清头明目。

主治：头痛、感冒、目眩、目赤肿痛、口眼㖞斜、牙痛。

11. 人迎

归经：足阳明胃经。

位置：喉结旁开 1.5 寸，胸锁乳突肌前缘。

功能：通经调气，清热平喘。

主治：咽喉肿痛、喘息、项肿、气闷、头痛、瘰疬、瘿气。

12. 颧髎

归经：手太阳小肠经。

位置：目外眦直下，颧骨下缘凹陷。

功能：清热散风，调经化瘀。

主治：口眼㖞斜、牙痛。

13. **睛明**

归经：足太阳膀胱经。

位置：目内眦旁 0.1 寸。

解剖：在眶内缘睑内侧韧带中，深部为眼内直肌。有内眦动、静脉和滑车上、下动静脉，深层上方有眼动、静脉本干，分布有滑车上下神经，深层有眼神经分布，上方为鼻睫神经。

功能：疏风清热，通络明目。

主治：眼病。

14. **攒竹**

归经：足太阳膀胱经。

位置：眉头凹陷中。

功能：清热散风，通经明目。

主治：头痛、失眠、眉棱骨痛、目赤、口眼㖞斜。

15. **通天**

归经：足太阳膀胱经。

位置：头部中线入前发际 4 寸，旁开 1.5 寸。

功能：祛风清热，通窍活络。

主治：头痛、眩晕、鼻塞、鼻衄、鼻渊。

16. **天柱**

归经：足太阳膀胱经。

位置：后发际正中直上 0.5 寸，旁开 1.3 寸，当斜方肌外缘凹陷中。

功能：清热散风，通经活络。

主治：头痛、项强、鼻塞、肩背痛。

17. 翳风

归经：手少阳三焦经。

位置：乳突前下方，平耳垂后下缘的凹陷中。

功能：疏风通络，开窍益聪。

主治：耳鸣、耳聋、口眼㖞斜、牙关紧闭、牙痛。

18. 角孙

归经：手少阳三焦经。

位置：当耳尖处的发际。

功能：聪耳明目，清散风热。

主治：颊肿、目翳、牙痛、项强。

19. 耳门

归经：手少阳三焦经。

位置：耳屏上切迹前，下颌骨髁状突后缘凹陷中。

功能：宣达气机，开窍聪耳。

主治：耳鸣、耳聋、牙痛、上龋齿痛。

20. 瞳子髎

归经：足少阳胆经。

位置：目外眦旁 0.5 寸，眶骨外缘凹陷中。

功能：清热散风，止痛明目。

主治：头痛、目赤肿痛、目翳。

21. 阳白

归经：足少阳胆经。

位置：目正视，瞳孔直上眉上 1 寸。

功能：祛风活络，清热明目。

主治：头痛、目眩、目痛、视物模糊、眼睑眴动。

22. 风池

归经：足少阳胆经。

位置：项后枕骨下两侧，胸锁乳突肌与斜方肌之间凹陷中。

功能：祛风解表，醒脑开窍。

主治：正偏头痛、感冒、项强、鼻衄、鼻塞。

23. 哑门

归经：督脉。

位置：后发际正中直上 0.5 寸。

功能：安神定惊，通窍增音。

主治：暴暗、舌强不语、癫狂、痫证、头痛、项强。

24. 风府

归经：督脉。

位置：后发际正中直上 1 寸。

功能：清热散风，醒脑开窍。

主治：头痛、项强、眩晕、失音、癫狂、痫证、中风。

25. 安眠

归经：经外奇穴。

位置：风池穴和翳风穴连线的中点。

功能：镇静安神。

主治：失眠、眩晕、头痛、心悸、癫狂烦躁。

26. 百会

归经：督脉。

位置：后发际正中直上 7 寸头顶正中。

功能：健脑宁神，升阳举陷。

主治：头痛、眩晕、昏厥、中风失语、痫证、脱肛。

27. 神庭

归经：督脉。

位置：前发际正中直上 0.5 寸。

功能：清热镇痉，通窍止呕。

主治：头痛、眩晕、失眠、鼻渊、癫痫。

28. 水沟（人中）

归经：督脉。

位置：人中沟正中线上 1/3 与下 2/3 交界处。

功能：清热开窍，理气益血。

主治：惊风、口眼㖞斜、癫痫、腰肌强痛。

29. 承浆

归经：任脉。

位置：颏唇沟的中点。

功能：清热散风，安神定志。

主治：口眼㖞斜、牙痛、齿龈肿痛、暴喑。

二、胸腹部腧穴

1. 膻中

归经：任脉。

位置：在胸骨上，当两乳头中间取穴。

功能：宽胸利膈，止咳平喘。

主治：咳喘、胸闷、胸痛、心痛心悸、乳少、噎膈。

2. 巨阙

归经：任脉。

位置：前正中线，胸骨剑突下，脐上 6 寸。

功能：和中化滞，清心宁神。

主治：心脏病、精神病、胃痛、呕吐、胆道蛔虫症、胰腺炎等。

3. 中脘

归经：任脉。

位置：前正中线，脐上 4 寸。

功能：调胃益脾，温中化湿。

主治：胃炎、胃溃疡、胃下垂、胃痛、呕吐、腹胀、腹泻、便秘、消化不良、神经衰弱等。

4. 上脘

归经：任脉。

位置：前正中线，脐上 5 寸。

功能：调理脾胃，和中化湿。

主治：急（慢）性胃炎、胃扩张、胃痉挛、贲门痉挛、胃溃疡、十二指肠溃疡。

5. 下脘

归经：任脉。

位置：前正中线，脐上 2 寸。

功能：健脾和胃，消积化滞。

主治：胃扩张、胃痉挛、慢性胃炎、消化不良、肠炎、肠梗阻、肠痉挛、便秘、腹胀等。

6. 气海

归经：任脉。

位置：前正中线，脐下 1.5 寸。

功能：补肾利水，温固下元。

主治：神经衰弱、腹胀、腹痛、痛经、月经不调、肠麻痹、阳痿、遗精、遗尿、膀胱炎、肾炎、肾绞痛等。

7. 关元

归经：任脉。

位置：前正中线，脐下 3 寸。

功能：培肾固本，清热利湿。

主治：腹痛、腹泻、痢疾、肾炎、尿路感染、痛经、盆腔炎、子宫下垂、功能性子宫出血、阳痿、遗尿等。

8. 中极

归经：任脉。

位置：前正中线，脐下 4 寸。

功能：通调冲任，清利膀胱。

主治：遗精、遗尿、尿闭、阳痿、早泄、月经不调、白带过多、不孕、肾炎、盆腔炎等。

9. 利尿穴

归经：经外奇穴。

位置：脐下 2.5 寸。

功能：清利下焦。

主治：癃闭、淋证、血尿、遗尿、腹痛泄泻、痢疾。

10. 梁门

归经：足阳明胃经。

位置：前正中线旁开 2 寸，脐上 4 寸。

功能：健脾理气，和胃调中。

主治：厌食、呕吐、腹胀、腹痛、脘痛、疝痛、完谷不化、泄泻等。

11. 天枢

归经：足阳明胃经。

位置：平脐旁开 2 寸。

功能：调中和胃，理气健脾。

主治：急（慢）性胃炎、急（慢）性肠炎、细菌性痢疾、肠麻痹、便秘、腹膜炎、痛经、盆腔炎等。

12. 水道

归经：足阳明胃经。

位置：前正中线旁开 2 寸，脐下 3 寸。

功能：清热利湿，通调水道。

主治：肾炎、膀胱炎、尿闭、腹水、睾丸炎、前列腺炎、附件炎、月经不调等。

13. 子宫穴

归经：经外奇穴。

位置：脐下 4 寸，旁开 3 寸。

功能：升提下陷，调经和血。

主治：子宫脱垂、月经不调、痛经、崩漏、疝气、腰痛。

14. 膺窗

归经：足阳明胃经。

位置：乳腺上第三肋间，中线旁开 4 寸。

功能：清热解郁，理气活血。

主治：肺炎、胸膜炎、乳腺炎、乳汁不足、胸痛、咳喘、急慢性支气管炎等。

15. 中府

归经：手太阴肺经。

位置：胸前臂外上方，前正中线旁开 6 寸，平第一肋间隙。

功能：清宣上焦，疏调肺气。

主治：咳嗽、胸闷、肩背痛、喉痛、腹胀。

16. 云门

归经：手太阴肺经。

位置：前正中线旁开 6 寸，当锁骨外端下缘凹陷处。

功能：清热宣肺，止咳平喘。

主治：咳嗽、气喘、胸痛、胸中烦热、肩痛。

17. 天突

归经：任脉。

位置：胸骨切迹上缘正中，上 0.5 寸凹陷处。

功能：宣肺平喘，清热利湿。

主治：咳嗽痰多、牙关紧闭、脑炎后遗症、失音、咽喉炎、扁桃体炎等。

18. 缺盆

归经：足阳明胃经。

位置：锁骨中点上凹陷处，直对乳头。

功能：宽胸利膈，止咳平喘。

主治：上肢瘫痪、臂麻木、高血压、头痛、颈椎病、臂丛神经炎等。

19. 乳根

归经：足阳明胃经。

位置：乳头下 1.6 寸处，约第五肋间。

功能：宣通乳络，活血化瘀。

主治：胸痛、咳嗽、气喘、呃逆、乳痛、乳汁少等。

20. 华盖

归经：任脉。

位置：胸骨正中线上，平第一肋间。

功能：宽胸利膈，清肺止咳。

主治：气喘、咳嗽、胸胁满痛、气管炎、肺气肿等。

21. 俞府

归经：足少阴肾经。

位置：锁骨下缘前正中线，旁开2寸。

功能：补肾纳气，祛痰定喘。

主治：咳嗽、气喘、胸痛、呕吐、腹胀等。

22. 章门

归经：足厥阴肝经。

位置：第十一肋端。

功能：疏肝健脾，降逆平喘。

主治：胸胁痛、胸闷、腹胀、小儿疳积、泄泻等。

23. 期门

归经：足厥阴肝经。

位置：乳头直下第六肋间隙。

解剖：在第六肋间内端，有肋间内、外肌。有第六肋间动、静脉。分布有第六肋间神经。

功能：疏肝利胆，活血化瘀。

主治：胸胁胀痛、呕吐、腹胀、乳痈等。

24. 日月

归经：足少阳胆经。

位置：男子乳头直下三肋间（期门穴下5分处）。

解剖：有肋间内、外肌，肋下缘有腹内、外斜肌，腹壁横肌。有第七肋间动、静脉。分布有第七肋间神经。

功能：疏肝利胆，降逆止呕。

主治：肝胆疾患、胃病、膈肌痉挛等。

25. 京门

归经：足少阳胆经。

位置：第十二肋软骨尖端。

解剖：在第十二肋前端，有腹外斜肌、腹内斜肌及腹横肌。有第十一肋间动、静脉。分布有第十一肋间神经。

功能：疏肝理气，清热利尿。

主治：小便不利、水肿、腰胁痛、肠鸣泄泻、腹胀、呕吐。

三、背部腧穴

1. 大椎

归经：督脉。

位置：第七颈椎与第一胸椎棘突间正中处，低头时明显。

功能：益气养血，清热宁心。

主治：发热、感冒、咳嗽、气喘、落枕、小儿惊风等。

2. 身柱

归经：督脉。

位置：第三、四胸椎之间。

功能：宣肺平喘，镇静安神。

主治：支气管炎、肺炎、神经及精神病、瘫痪、发热、胸膜炎等。

3. 神道

归经：督脉。

位置：第五和第六胸椎棘突之间。

功能：清热散风，安神定志。

主治：心脏病、神经衰弱、癔症、心动过速、神经及精神病等。

4. 灵台

归经：督脉。

位置：第六和第七胸椎棘突之间。

功能：清热通络，止咳平喘。

主治：心脏病、精神和神经病、咳嗽、哮喘、疔疮、胆道蛔虫症、胃痛等。

5. 至阳

归经：督脉。

位置：第七和第八胸椎棘突之间。

功能：宣肺止咳，清热利湿。

主治：肝炎、胆囊炎、疟疾、胃痛、胰腺炎、胆道蛔虫症、肋间神经痛等。

6. 筋缩

归经：督脉。

位置：第九与第十胸椎棘突之间。

功能：舒筋活络，清脑醒神。

主治：癫痫、腰背神经痛、强直性痉挛、胃肠痉挛、神经衰弱等。

7. 命门

归经：督脉。

位置：第二与第三腰椎棘突之间。

功能：疏经调气，固精壮阳。

主治：遗尿、遗精、阳痿、带下症、子宫内膜炎、盆腔炎、附件炎、头痛、脊柱炎等。

8. **腰阳关**

归经：督脉。

位置：第四和第五腰椎棘突之间。

功能：调益肾气，强壮腰脊。

主治：腰骶神经痛、下肢瘫痪、风湿性关节炎、月经不调、遗精、慢性肠炎等。

9. **腰眼**

归经：经外奇穴。

位置：第四腰椎棘突下旁开 3～4 寸凹陷处。

功能：壮腰补肾。

主治：带下、腰痛、尿频、消渴、虚劳、月经不调。

10. **天宗**

归经：手太阳小肠经。

位置：肩胛骨冈下窝的中央。

功能：清热散结，宽胸解郁。

主治：肩背酸痛、颈项强直、上肢冷痛等。

11. **上髎**

归经：足太阳膀胱经。

位置：在第一骶后孔中。

功能：补益下焦，强健腰膝。

主治：肾炎、膀胱炎、遗精、阳痿、月经不调、不孕症、腰肌劳损等。

12. 次髎

归经：足太阳膀胱经。

位置：在第二骶后孔中。

功能：强健腰脊，调经止带。

主治：腰脊痛、坐骨神经痛、子宫内膜炎、月经不调、遗精、阳痿、睾丸炎等。

13. 中髎

归经：足太阳膀胱经。

位置：在第三骶后孔中。

功能：补肾调经，清热利湿。

主治：腰骶部疼痛、泄泻、便秘、小便不利、月经不调、下肢瘫痪等。

14. 下髎

归经：足太阳膀胱经。

位置：在第四骶后孔中。

功能：补肾调经，疏利下焦。

主治：腰肌劳损、坐骨神经痛、肠炎、痢疾、前列腺炎、痛经、宫颈糜烂等。

15. 大杼

归经：足太阳膀胱经。

位置：第一胸椎棘突下旁开 1.5 寸。

功能：祛风解表，和血舒筋。

主治：发热、咳嗽、项强、肩胛酸痛等。

16. 风门

归经：足太阳膀胱经。

位置：第二胸椎棘突下旁开 1.5 寸。

功能：祛风宣肺，清热消肿。

主治：伤风、咳嗽、发热、头痛、目眩、项强、腰背痛等。

17. 肺俞

归经：足太阳膀胱经。

位置：第三胸椎棘突下旁开 1.5 寸。

功能：宣通肺气，清热和营。

主治：咳嗽、气喘、胸闷、胸痛、背肌劳损等。

18. 厥阴俞

归经：足太阳膀胱经。

位置：第四胸椎棘突下旁开 1.5 寸。

功能：疏肝理气，和胃止呕。

主治：牙痛、呕吐、咳嗽、胸闷、心痛、胃脘痛等。

19. 心俞

归经：足太阳膀胱经。

位置：第五胸椎棘突下旁开 1.5 寸。

功能：疏通心络，宁心安神。

主治：失眠、心痛、心悸、梦遗、盗汗等。

20. **督俞**

归经：足太阳膀胱经。

位置：第六胸椎棘突下旁开 1.5 寸。

功能：理气活血，疏通心脉。

主治：心脏病、腹痛、肠鸣、膈肌痉挛、脱发、皮肤病、乳腺炎等。

21. **膈俞**

归经：足太阳膀胱经。

位置：第七胸椎棘突下旁开 1.5 寸。

功能：和血理气，祛痰开膈。

主治：呕吐、噎膈、气喘、咳嗽、盗汗等。

22. **肝俞**

归经：足太阳膀胱经。

位置：第九胸椎棘突下旁开 1.5 寸。

功能：疏肝解郁，和血安神。

主治：黄疸、胁肋痛、吐血、目赤、目眩、视物不清、脊背痛等。

23. **胆俞**

归经：足太阳膀胱经。

位置：第十胸椎棘突下旁开 1.5 寸。

功能：清泻湿热，健运中阳。

主治：胁肋痛、口苦、黄疸、胸满、肺痨等。

24. **脾俞**

归经：足太阳膀胱经。

位置：第十一胸椎棘突下旁开 1.5 寸。

功能：健脾利湿，和胃调中。

主治：胃脘胀痛、黄疸、呕吐、消化不良、泄泻、小儿慢惊风等。

25. 胃俞

归经：足太阳膀胱经。

位置：第十二胸椎棘突下旁开 1.5 寸。

功能：调中和胃，化湿消滞。

主治：胃痛、腹胀、噎膈、小儿吐乳、消化不良等。

26. 三焦俞

归经：足太阳膀胱经。

位置：第一腰椎棘突下旁开 1.5 寸。

功能：调气利水，通利三焦。

主治：肠鸣、腹胀、呕吐、泄泻、腰背强痛等。

27. 肾俞

归经：足太阳膀胱经。

位置：第二腰椎棘突下旁开 1.5 寸。

功能：补肾益气，聪耳明目。

主治：肾虚、腰痛、遗精、阳痿、早泄、月经不调、带下症等。

28. 气海俞

归经：足太阳膀胱经。

位置：第三腰椎棘突下旁开 1.5 寸。

功能：调补气血，通经活络。

主治：腰痛、痔漏、痛经、月经不调、腿膝不利等。

29. 大肠俞

归经：足太阳膀胱经。

位置：第四腰椎棘突下旁开 1.5 寸。

功能：疏调二肠，理气化滞。

主治：腰腿痛、腰肌劳损、腹痛、腹胀、泄泻、痢疾、便秘、痔漏等。

30. 关元俞

归经：足太阳膀胱经。

位置：第五腰椎棘突下旁开 1.5 寸。

功能：补肾调经，调理下焦。

主治：腰痛、泄泻、遗尿、小便不利等。

31. 膀胱俞

归经：足太阳膀胱经。

位置：第二骶椎棘突下旁开 1.5 寸。

功能：补肾调经，调理下焦。

主治：小便不利、遗尿、泄泻、便秘、腰背强痛、遗精。

32. 夹脊

归经：经外奇穴。

位置：第一胸椎至第五腰椎，各椎棘突下旁开 0.5 寸。

功能：通利关节，调整脏腑。

主治：脊椎疼痛强直、脏腑疾患，以及强壮作用。

33. 血压点

归经： 经外奇穴。

位置： 第六、七颈椎棘突之间旁开 2 寸。

功能： 调节血压。

主治： 高血压、低血压。

34. 定喘

归经： 经外奇穴。

位置： 第七颈椎棘突处旁开 0.5～1 寸处。

功能： 理气宣肺，止咳定喘。

主治： 哮喘、咳嗽、落枕、瘾疹。

35. 白环俞

归经： 足太阳膀胱经。

位置： 平第四骶骨孔、背正中线。

功能： 清热利湿，疏调下焦。

主治： 坐骨神经痛、腰骶痛、子宫内膜炎、盆腔炎、肛门疾患等。

36. 肩中俞

归经： 手太阳小肠经。

位置： 第七颈椎棘突下旁开 2 寸。

功能： 清热明目，止咳平喘。

主治： 咳嗽、哮喘、肩背痛、肩背风湿、颈椎病。

37. 肩外俞

归经： 手太阳小肠经。

位置：第一胸椎棘突下，距中线旁开 3 寸。

功能：通络利节，散寒止痛。

主治：咳嗽、肩背痛、颈椎病、肩周炎、上肢疾患。

38. 阳纲

归经：足太阳膀胱经。

位置：第十胸椎棘突下旁开 3 寸。

功能：清热利胆，和中化湿。

主治：肝胆疾病、蛔虫症、胃肠痉挛、消化不良。

39. 天髎

归经：手少阳三焦经。

位置：肩井穴下 1 寸。

功能：通经活络，疏筋利节。

主治：颈部、肩部疾病。

40. 肩贞

归经：手太阳小肠经。

位置：腋后纹头尽端上 1 寸处。

功能：清热开窍，活血化瘀。

主治：耳鸣、耳聋、肩胛痛、上肢麻痹与疼痛。

41. 肩髃

归经：手阳明大肠经。

位置：上肩平举时，肩部出现两个凹陷，于前方凹陷处取之。

功能：通经活络，利节止痛。

主治：中风偏瘫、肩关节痛、肩周炎、上肢疾病。

四、上肢腧穴

1. 极泉

归经：手少阴心经。

位置：腋窝正中。

功能：理气活血，消瘀散结。

主治：胸闷、胁肋痛、心痛、心悸、臂肘冷麻等。

2. 尺泽

归经：手太阴肺经。

位置：肘横纹上，肱二头肌腱桡侧。

功能：清泄肺热，利咽止痛。

主治：肘臂挛痛、咳嗽、胸胁胀满、咽喉痛。

3. 曲泽

归经：手厥阴心包经。

位置：肘横纹中，肱二头肌腱尺侧。

功能：清肺和胃，利气止痛。

主治：心痛、心悸、呕吐、胃痛、泄泻、热病、烦渴、咳嗽、肘臂挛痛。

4. 少海

归经：手少阴心经。

位置：屈肘，当肘横纹内端与肱骨内上髁连线之中点。

功能：活血行气，宁心安神。

主治：心痛、肘臂挛痛、目眩、头项痛、腋胁痛、暴喑、痫证等。

5. 曲池

归经：手阳明大肠经。

位置：屈肘侧掌成直角，当肘横纹外侧端凹陷中。

功能：疏风解表，调气和血。

主治：发热、牙痛、咽喉肿痛、手臂肿痛、肘痛、高血压。

6. 合谷

归经：手阳明大肠经。

位置：手背第一、二掌骨之间约平第二掌骨中点处。

功能：清热散风，安神定惊。

主治：头痛、牙痛、咽喉肿痛、手臂肿痛、指挛、口眼㖞斜、便秘、经闭。

7. 阴郄

归经：手少阴心经。

位置：腕横纹上 0.5 寸，尺侧腕屈肌腱的桡侧。

功能：通经活络，清心宁神。

主治：心痛、惊悸、骨蒸盗汗、吐血、衄血、暴喑、喉痹等。

8. 神门

归经：手少阴心经。

位置：腕横纹尺侧端，尺侧腕屈肌腱的桡侧缘凹陷中。

功能：泄热清心，镇静宁神。

主治：心痛、惊悸、怔忡、失眠、健忘、癫痫、遗溺、喘逆等。

9. 通里

归经：手少阴心经。

位置：腕后一寸。

功能：宁心安神，息风和营。

主治：心悸、怔忡、头晕、咽痛、暴喑、舌强不语、腕臂痛等。

10. 内关

归经：手厥阴心包经。

位置：肘横纹上 2 寸，掌长肌腱与桡侧腕屈肌腱之间。

功能：理气宽胸，宁心安神。

主治：心痛、心悸、胸闷、胃痛、呕吐、精神失常、失眠、偏头痛。

11. 外关

归经：手少阳三焦经。

位置：腕背横纹上 2 寸，桡尺骨之间。

功能：理气活血，清热散风。

主治：热病、头痛、肘臂手指痛、屈伸不利。

12. 支沟

归经：手少阳三焦经。

位置：腕背横纹上 3 寸，桡尺骨之间。

功能：清热开窍，通调肠胃。

主治：耳鸣、耳聋、暴喑、胁肋痛、便秘。

13. 阳谷

归经：手太阳小肠经。

位置：腕背横纹尺侧端，尺骨茎突前凹陷中。

功能：清热散风，通经止痛。

主治：头痛、目眩、牙痛、耳鸣、耳聋、热病、腕痛。

14. 少泽

归经：手太阳小肠经。

位置：小指尺侧，指甲角旁约 0.1 寸。

功能：通经开窍，活络利乳。

主治：发热、中风昏迷、心痛、乳少、咽喉肿痛等。

15. 中冲

归经：手厥阴心包经。

位置：中指尖端中央。

功能：开窍苏厥，清心退热。

主治：心痛、中风昏迷、舌强不语、热病、舌下肿痛、小儿夜啼、中暑、昏厥。

五、下肢腧穴

1. 足三里

归经：足阳明胃经。

位置：犊鼻穴下 3 寸，胫骨前嵴外一横指处。

功能：健脾和胃，扶正培元。

主治：胃痛、呕吐、腹泻、便秘、下肢痿痹、膝胫酸痛、疳积、乳痈、虚劳。

2. 上巨虚

归经：足阳明胃经。

位置：足三里穴下 3 寸。

功能：理脾和胃，疏调理气。

主治：腹泻、便秘、胫前挛痛、下肢瘫痪、脚弱无力。

3. 下巨虚

归经：足阳明胃经。

位置：上巨虚穴下 3 寸。

功能：调理肠胃，清热利湿。

主治：小腹疼痛、泄泻、痢下脓血、腰脊痛、乳痈、下肢痿痹、足跟痛。

4. 丰隆

归经：足阳明胃经。

位置：小腿前外侧，外膝眼与外侧踝尖连线的中点。

功能：健脾利湿，和胃化痰。

主治：头痛、咽痛、咳嗽、痰多、肢肿、便秘、狂癫。

5. 内庭

归经：足阳明胃经。

位置：足背第二、三趾间缝纹端。

功能：清降胃气，和肠化痰。

主治：牙痛、咽喉肿痛、胃痛、吐酸、腹胀、泄泻、便秘。

6. 胆囊穴

归经：经外奇穴。

位置：阳陵泉穴直下 1～2 寸间压痛最明显处。

功能：疏肝利胆，清热利湿。

主治：急慢性胆囊炎、胆石症、胆道蛔虫症、胆绞痛、胁痛、下肢痿痹。

7. 三阴交

归经：足太阴脾经。

位置：内踝高点上 3 寸，胫骨内侧面的后缘。

功能：调和脾胃，分利湿热。

主治：失眠、腹胀纳呆、遗尿、小便不利、阳痿、遗精、崩漏、带下。

8. 地机

归经：足太阴脾经。

位置：阴陵泉直下 3 寸。

功能：和脾理血，调燮胞宫。

主治：腹痛、泄泻、水肿、小便不利、遗精。

9. 阴陵泉

归经：足太阴脾经。

位置：胫骨内侧踝下缘凹陷中。

功能：清热化湿，疏调三焦。

主治：腹胀、泄泻、膝关节酸痛、小便不利、月经不调、赤白带下。

10. 血海

归经：足太阴脾经。

位置：屈膝、髌骨内上缘上 2 寸。

功能：调气和血，宣通下焦。

主治：月经不调、痛经、经闭、膝痛。

11. 委中

归经：足太阳膀胱经。

位置：腘窝横纹中点。

功能：疏导腰膝，清泄血热。

主治：腰痛、膝关节屈伸不利、半身不遂、腹痛、吐泻、小便不利。

12. 承山

归经：足太阳膀胱经。

位置：腓肠肌两肌腹之间凹陷的顶端。

功能：舒筋和血，和肠疗痔。

主治：腰腿痛、腓肠肌痉挛、痔疾便秘、疝气、脚气。

13. 昆仑

归经：足太阳膀胱经。

位置：外踝高点与跟腱间凹陷中。

功能：疏导经气，健腰强肾。

主治：腰痛、头痛、项强、目眩、鼻衄、踝关节扭伤。

14. 涌泉

归经：足少阴肾经。

位置：足底中线的前、中 1/3 交点处，足趾屈曲时呈凹陷处。

功能：滋阴降火，宁神苏厥。

主治：头顶痛、眩晕、昏厥、失眠、小儿发热惊风、便秘。

15. 失眠

归经：经外奇穴。

位置：足底中线与内外踝连线交点处。

功能：镇静安神，止痛。

主治：失眠、脚跟疼痛。

16. 太溪

归经：足少阴肾经。

位置：内踝与跟腱之间的凹陷中。

功能：滋阴清热，益肾补虚。

主治：喉痛、牙痛、不寐、遗精、阳痿、月经不调、小便频数、腰痛。

17. 居髎

归经：足少阳胆经。

位置：髂前上棘与股骨大转子高点连线的中点。

功能：疏肝健脾，清热利湿。

主治：腰腿痛、髋关节酸痛、疝气。

18. 环跳

归经：足少阳胆经。

位置：股骨大转子高点与骶管裂孔连线的外 1/3 与内 2/3 交界处。

功能：祛风除湿，舒筋利节。

主治：腰腿痛、偏瘫、痔疾、带下。

19. 风市

归经：足少阳胆经。

位置：大腿外侧中间，横纹水平线上 7 寸，患者以手贴于腿外，中指尖下是穴。

功能：活血通络，祛风散寒。

主治：偏瘫、膝关节酸痛、遍身瘙痒、脚气。

20. 阳陵泉

归经：足少阳胆经。

位置：腓骨小头前下方凹陷中。

功能：祛风除湿，健骨强筋。

主治：膝关节酸痛、胁肋痛、下肢痿痹、麻木。

21. 悬钟（绝骨）

归经：足少阳胆经。

位置：外踝高点上 3 寸，腓骨后缘。

功能：通经活络，强筋健骨。

主治：头痛、项强、下肢酸痛。

22. 丘墟

归经：足少阳胆经。

位置：外踝前下方，趾长伸肌腱外侧凹陷中。

功能：通络利节，疏肝利胆。

主治：踝关节痛、胸胁痛。

23. 阑尾穴

归经：经外奇穴。

位置：小腿部外侧在足三里穴直下 1～2 寸间压痛最明显处。

功能：调肠腑，通积滞。

主治：急慢性阑尾炎、急慢性肠炎、胃脘疼痛、消化不良、下肢痿痹、胃下垂。

24. 足临泣

归经：足少阳胆经。

位置：足背第四、五趾间缝纹端 1.5 寸。

功能：泻火息风，明目聪耳。

主治：头痛、目眩、瘰疬、胁肋痛、足跗肿痛、足趾挛痛。

25. 大敦

归经：足厥阴肝经。

位置：蹞趾外侧趾甲角旁约 0.1 寸。

功能：疏肝理气，回阳救逆。

主治：疝气、遗尿、经闭、崩漏、癫痫。

26. 行间

归经：足厥阴肝经。

位置：足背第一、二趾间缝纹端。

功能：调经固冲，清肝明目。

主治：头痛、目眩、目赤肿痛、口噤、痛经、带下、中风、足跗疼痛。

27. 太冲

归经：足厥阴肝经。

位置：足背第一、二跖骨结合部之前凹陷中。

功能：疏肝解郁，平肝息风。

主治：头痛、眩晕、胁痛、遗尿、小便不利、月经不调。

28. 阴包

归经：足厥阴肝经。

位置：股骨内上髁上 4 寸，缝匠肌后缘。

功能：疏肝益肾，清热通络。

主治：小腹痛、阳痿、遗精、遗尿、小便不利、月经不调。

29. 足五里

归经：足厥阴肝经。

位置：耻骨联合上缘中点处旁开 2 寸，直下 3 寸。

功能：清热利湿，固脬止遗。

主治：小腹痛、小便不利、睾丸肿痛。

30. 阴廉

归经：足厥阴肝经。

位置：足五里穴上 1 寸。

功能：疏肝理气，清热除湿。

主治：月经不调、带下、小腹痛。

第4章 常见骨伤科疾病治疗

一、颈椎病

（一）概述

颈椎病是指因颈椎退行性变引起颈椎管或椎间孔变形、狭窄，刺激或压迫颈部脊髓、神经根、交感神经，造成其结构或功能性损害所引起的临床表现。本病属中医学"骨痹""肩颈痛""风湿痹痛""痿证""头痛""眩晕"范畴。

（二）临床表现

主要症状是头、颈、肩、背、手臂酸痛，颈部僵硬，活动受限。颈肩酸痛可放射至头枕部和上肢，或伴有头晕，重者伴有恶心呕吐，卧床不起，少数可有眩晕、猝倒。当颈椎病累及交感神经时可出现头晕、头痛、视物模糊、眼胀、眼干、睁眼不开、耳鸣、平衡失调、心动过速、胸部紧束感，甚至出现胃肠胀气等症状。常伴有失眠、烦躁、发怒、焦虑、忧郁等症状。

（三）治疗

1. 火罐疗法

风寒外袭型选风池、大椎、曲池、昆仑穴；气滞血瘀型选大椎、膈俞、颈椎夹脊穴；肝肾不足型选风池、天柱、三阴交、颈椎夹脊穴。风池、昆仑针刺，余穴拔罐，留罐 5～10 分钟，每日 1 次（图 4-1 至图 4-3）。

2. 刺络（血）拔罐法

方法一：选穴大椎、肩外俞、风门。每次选穴 1～2 个，用三棱针迅速刺入半分至 1 分，随即迅速退出，以出血为度，后拔罐，留罐 10～15 分钟。去罐后头部做旋转运动，每 3～5 日 1 次，一般治疗 3 次（图 4-4）。

方法二：选穴颈 5 至颈 7、风门（双）、肺俞（双）。诸穴可交替

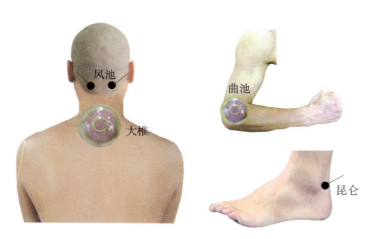

▲ 图 4-1　颈椎病火罐疗法 - 风寒外袭

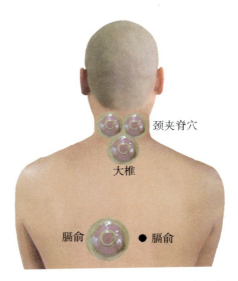

▲ 图 4-2 颈椎病火罐疗法－气滞血瘀

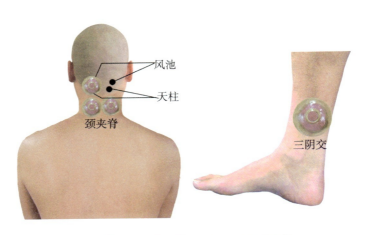

▲ 图 4-3 颈椎病火罐疗法－肝肾不足

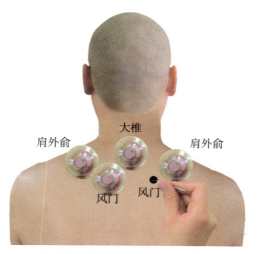

▲ 图 4-4　颈椎病刺络（血）拔罐法（一）

选用七星针叩打至出血，后拔罐 5～10 分钟，每穴拔出瘀血 1～3 毫升。伴有神经根刺激征者，沿手阳明及手太阴经循行路线选穴施治。每周治疗 2～3 次（图 4-5）。

　　方法三：颈部不适选颈灵（4～5 颈椎之间）、天宗；配穴为太阳、百会。臂痛取肩中俞、颈灵，配少冲、关冲。后背痛选颈灵、臂臑，配阳溪、商阳。用七星针叩打或三棱针点刺至出血，后拔罐，每穴出血 1 毫升起罐。7 日 1 次，3 次为 1 个疗程（图 4-6 和图 4-7）。

　　3. **挑治拔罐法**

　　在颈部寻找病变椎旁压痛点，或患侧肩臂麻痛、条索、硬结激发点为挑治部位。若无明显压痛点，可在骨质增生部位的椎体棘突间旁开 1～2 厘米处为挑治部位。每次选 2～3 点，用 0.5% 利多卡因皮内皮下浸润麻醉后，将皮肤挑破长 0.3～0.5 厘米横口，挑断皮

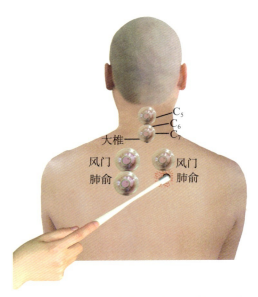

▲ 图 4-5 颈椎病刺络（血）拔罐法（二）

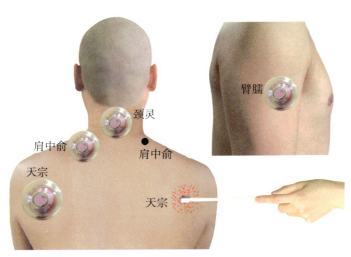

▲ 图 4-6 颈椎病刺络（血）拔罐法（三）

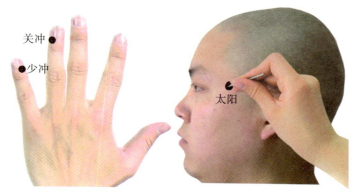

▲ 图 4-7　颈椎病刺络（血）拔罐法（四）

下纤维索条，针尖在肌肉内做上下左右剥离，有酸麻胀感觉时退出针体，然后迅速在术口处拔火罐，见火罐内积血 5～10 毫升时起罐，用消毒纱布包扎。7～10 日挑治 1 次，2 次为 1 个疗程。

4. 梅花针叩刺后拔罐法

方法一：分为二组，一组为大椎、肩中俞、肩外俞；二组为大杼、肩井、肩髃。每次选用一组或两组全用。先用梅花针叩刺至皮肤发红，并有少量出血，然后拔罐 10～15 分钟，以拔出瘀血为度。每日或隔日 1 次，10 次为 1 个疗程（图 4-8）。

方法二：用梅花针叩刺病变椎体周围的压痛点、阳性反应物或颈 4 至颈 7 旁 0.5 寸处，至皮肤出血后拔罐 5～10 分钟，如此反复 3 次，每次罐内可见黄浊黏液，擦净后用艾条温灸 10 分钟。隔日 1 次，10 次为 1 个疗程。

（四）注意事项

拔罐对早期颈椎病可取得较好的临床效果，若配合按摩则疗效

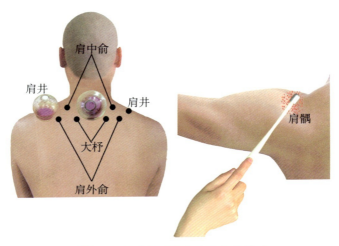

▲ 图4-8 颈椎病梅花针叩刺后拔罐法

更佳。治疗期间患者应注意纠正不良的姿势与习惯，避免颈部长时间处在一个姿势，时常做摇颈动作，以缓解颈部肌肉群的紧张与痉挛。睡觉时应尽量用低枕，并放于枕后部，以衬托颈曲，防止颈部疲劳。

二、落枕

（一）概述

落枕，又称"失枕""失颈"，是颈项部常见的软组织损伤疾病，是急性单纯性颈项部强痛，活动受限的一种病证。

（二）临床表现

一般起病急，多于晨起突感颈后部，上背部疼痛不适，以一侧为多，或有两侧俱痛者，颈部僵硬，头部向患侧倾斜，颈部活动受限，不能自由旋转，严重者俯仰也有困难，甚至头部强直于异常位置。检查时颈部肌肉有触痛、浅层肌肉有痉挛、僵硬，摸起来有"条索感"。

（三）治疗

1. 火罐疗法

方法一：肌肉扭伤选肩井、后溪、阿是穴。感受风寒选肩井、曲池、风池、悬钟、阿是穴；风池、后溪针刺，余穴拔罐，留罐10～15分钟，每日1次（图4-9至图4-11）。

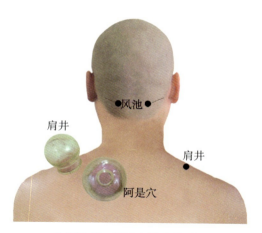

▲ 图 4-9　落枕火罐疗法（一）

方法二：阿是穴、大椎、风池、肩井、天宗。风池针刺，余穴拔罐，留罐10～15分钟，至皮肤出现红色瘀血为度。隔日1次，3次为1个疗程（图4-12）。

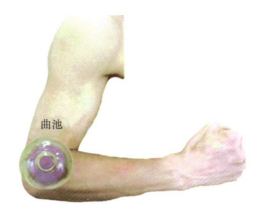

▲ 图 4-10　落枕火罐疗法（二）

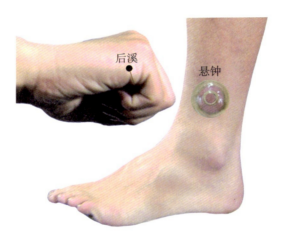

▲ 图 4-11　落枕火罐疗法（三）

2. 刺络拔罐法

　　方法一：分 2 组，一组为大椎、肩外俞、风门；二组选阿是穴。一组每次选用 1～2 穴，用三棱针迅速刺入半分至 1 分，随即退出，以出血为度。后拔罐，留罐 10～15 分钟，起罐后头部做旋转运动。

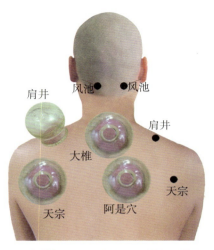

▲ 图 4-12　落枕火罐疗法（四）

每 3～5 日治疗 1 次。二组用梅花针中度叩打，使皮肤微见渗血，后拔罐，留罐 5 分钟（图 4-13）。

　　方法二：医者用叩诊锤中度叩击患侧颈项部，从风池至肩井，使皮肤微红。用梅花针由轻至重弹刺，重叩风池、肩井及压痛点，令微渗血。在弹刺部位拔罐，留罐 10～15 分钟，嘱患者活动颈项，做回顾仰俯动作（图 4-14）。

　　（四）注意事项

　　拔罐疗法治疗本病效果较好，配合推拿、药物、热敷则效果更佳。对于急性期的患者，一般 1～3 次即可治愈；慢性反复发作者多次疗效也较好，反复发作者应考虑颈椎病。在治疗期间，注意保暖，治疗后注意适当活动。平时注意正确的睡眠姿势，枕头高低、软硬要适度；劳作时注意防止颈部肌肉的扭伤。

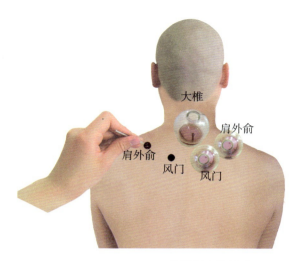

▲ 图 4-13　落枕刺络拔罐法（一）

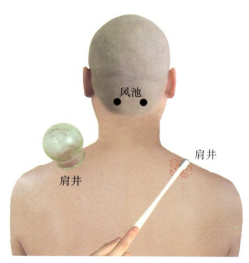

▲ 图 4-14　落枕刺络拔罐法（二）

三、腰肌劳损

（一）概述

　　腰肌劳损是指腰部肌肉及其附着点筋膜、甚至骨膜的慢性损伤性炎症，为腰痛常见原因。本病属于中医学"腰痛"范畴。

（二）临床表现

　　长期反复发作的腰背部疼痛，呈钝性胀痛或酸痛不适，时轻时重，迁延难愈。休息、适当活动或经常改变体位姿势可使症状减轻。劳累、阴雨天气、受风寒湿影响则症状加重。腰部活动基本正常，偶有牵掣不适感，不耐久坐久站，不能胜任弯腰工作。弯腰稍久，便直腰困难。急性发作时，症状明显加重，重者出现腰脊柱侧弯，下肢牵掣作痛等症状。

（三）治疗

1. 走罐法

　　选压痛点。在罐口上涂一层凡士林，拔罐部位涂抹冷开水，然后拔罐。当罐吸紧后，从上向下移动罐约 2 厘米，即将罐向上提到一定程度火罐倾斜走气即取下，再由下向上照前法操作（也可从脊柱两侧走罐，或绕疼痛点走罐）。每日 1 次，5 次为 1 个疗程（图 4–15）。

2. 刺络拔罐疗法

　　方法一：选穴阿是穴、委中。常规消毒，用皮肤针叩刺出血，然后拔罐 10～15 分钟，每日或隔日 1 次（图 4–16）。

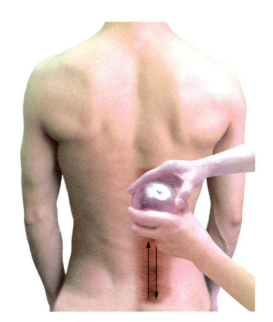

▲ 图4-15 腰肌劳损走罐法

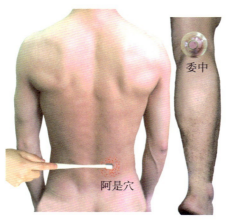

委中

阿是穴

▲ 图4-16 腰肌劳损刺络拔罐疗法（一）

方法二：疼痛局部。常规消毒，用皮肤针重叩局部，使皮肤红晕；或用滚刺筒在局部上下来回滚刺 3～5 分钟，至皮肤红晕使微出血，然后拔罐 5～10 分钟。

方法三：在第 5 腰椎棘突与骶骨间旁约 1.5 寸明显压痛处，用梅花针叩刺至微出血，然后拔罐 10～15 分钟，以拔出紫色瘀血为度。隔日 1 次，5 次为 1 个疗程。

方法四：局部经穴、压痛点（或局部暴露之络脉）、委中。先在局部揉按 5 分钟，再用三棱针点刺出血，然后拔罐 5～10 分钟，每日或隔日 1 次（图 4-17）。

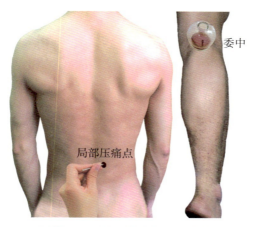

委中

局部压痛点

▲ 图 4-17　腰肌劳损刺络拔罐疗法（二）

（四）注意事项

疼痛初期宜休息，卧硬板床；缓解期加强功能锻炼，经常改变体位，不要用力过度，避免感受外邪，注意节制房事。

四、急性腰扭伤

（一）概述

急性腰扭伤又称为"闪腰"，是指腰部的肌肉、筋膜、韧带、椎间小关节、腰骶关节或骶髂关节因过度扭曲或牵拉超过腰部正常活动范围所致的急性损伤。本病属于中医学"腰痛"范畴。

（二）临床表现

患者有明显的外伤史，受伤时患者可感到腰椎有"咔答"响声，腰部有"突然断裂感"，伤后出现腰部一侧或双侧剧烈疼痛，呼吸咳嗽时疼痛加剧，腰不能挺，转身起坐等均感困难，站立时，患者常保持一定的强迫姿势，两手撑腰，严重者不能站立。卧床休息后或次日更重，甚至不能起床。检查见腰肌紧张，腰部活动功能障碍，腰部中线或两侧有明显压痛、肿胀，单侧或双侧骶棘肌痉挛等。

（三）治疗

1. 刺络拔罐法

方法一：选穴阿是穴、委中（患侧）。用三棱针点刺阿是穴至微出血，并薄薄地涂一层石蜡油，行走罐，罐中有瘀血时起罐，然后在委中穴点刺出血数滴。每日1次，3次为1个疗程（图4-18和图4-19）。

方法二：主穴取阿是穴、肾俞、腰阳关、大肠俞，配穴取腰俞、中脘、殷门。先取主穴，用三棱针点刺至微出血，然后拔罐15～20

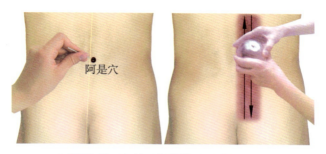

▲ 图 4-18　急性腰扭伤刺络拔罐法（一）

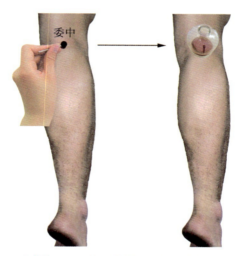

▲ 图 4-19　急性腰扭伤刺络拔罐法（二）

分钟。配穴按摩加针刺，不拔罐。每日 1 次，5 次为 1 个疗程（图 4-20）。

　　方法三：委中穴。用三棱针点刺委中穴（若委中穴处有充盈的静脉可直接点刺之）1～3 次，在点刺处拔罐 5 分钟，同时令患者活动腰部，作试探性前俯、后仰及旋转。

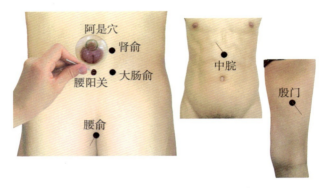

▲ 图 4-20　急性腰扭伤刺络拔罐法 3

方法四：俯卧位，常规消毒，用皮肤针快刺重叩患处皮肤 5～6 遍，至皮肤出血为度。继用中号玻璃火罐，闪火法分别在压痛处拔罐。每日 1 次，每次 30 分钟（图 4-21）。

2. 叩刺拔罐法

方法一：选穴肾俞、志室、大肠俞、华佗夹脊（腰骶夹脊）、腰阳关。每次选穴 2～3 个，用梅花针重叩至皮肤微出血，拔罐 10～20 分钟，以拔出少量瘀血为佳（图 4-22）。

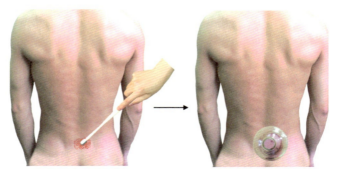

▲ 图 4-21　急性腰扭伤刺络拔罐法 4

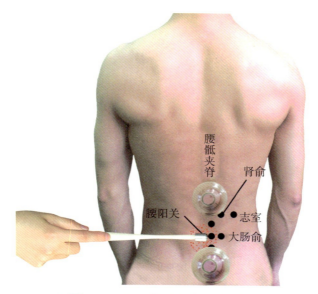

腰骶夹脊

肾俞

腰阳关

志室

大肠俞

▲ 图 4-22　急性腰扭伤叩刺拔罐法（一）

方法二：取阿是穴，患者俯卧位，先用皮肤针在阿是穴上重叩出血，然后在该处拔火罐，视出血量多少留罐 5～10 分钟。取委中穴，在留罐期间，常规针刺双委中穴，用泻法，每 3～5 分钟行针 1 次，留针 30 分钟（图 4-23 和图 4-24）。

（四）注意事项

拔罐治疗本病可取得满意的效果，若配合按摩则疗效更佳。但急性腰扭伤后局部有紫瘀血者，需 24 小时后拔罐，以免引起出血加重或再次出血。治疗期间，应卧平板床，避免受寒，并进行轻度功能锻炼。

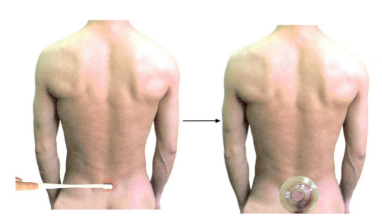

▲ 图 4-23　急性腰扭伤叩刺拔罐法（二）

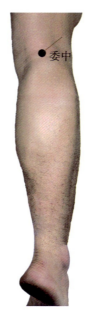

▲ 图 4-24　急性腰扭伤叩刺拔罐法（三）

五、腰椎间盘突出症

（一）概述

腰椎间盘突出症是指腰椎椎间盘及腰椎骨退行性变而压迫其周围的神经、血管及其他组织引起一系列症状的综合征。现代医学认为腰椎间盘突出症是由于腰椎间盘退变，腰椎间发生失稳，腰椎内外应力失衡，在某种可诱发椎间隙压力突然升高的因素的作用下，导致纤维环膨出或髓核穿过已变性、薄化的纤维环进入椎管前方或髓核穿过椎板侵入椎体边缘，使神经根、硬膜囊受压或髓核破裂对相邻组织产生化学刺激，使周围组织炎性水肿而产生腰痛、下肢痛或膀胱和直肠功能障碍的一系列临床症状，属于中医学"腰痛""腿痛""痹证"范畴。

（二）临床表现

腰痛，伴有下肢放射痛或麻木、发凉，可波及足。疼痛可为酸痛或剧痛，在弯腰、下蹲、举物、咳嗽、打喷嚏、大便用力等动作时均可加重，卧床休息后减轻，可伴有腰部活动受限；中央型突出者可造成马尾神经压迫症状，出现会阴部麻木、刺痛、排便及排尿障碍或失控、男子阳痿或双下肢不全瘫痪。检查可见腰部畸形、腰部压痛、感觉障碍、直腿抬高试验阳性等，X 线片、MRI、CT 可辅助诊断。

（三）治疗

1. 火罐疗法

寒湿侵袭型选肾俞、大肠俞、委中、阳陵泉、昆仑；肝肾亏虚型选大肠俞、委中、阳陵泉、昆仑，偏阳虚者加肾俞穴，偏阴虚者加三阴交；瘀血停着型选膈俞、大肠俞、委中、血海、承山、三阴交。昆仑穴针刺，余穴拔罐10～15分钟，每日1次（图4-25至图4-27）。

2. 针罐法

方法一：选穴相应病变腰椎夹脊、阿是穴、环跳、秩边、委中、阳陵泉；病变在足少阳经者加风市、足临泣；在足太阳经者加承扶、承山、昆仑。取患者侧卧位，患侧在上，以3寸毫针针刺环跳、秩边、委中，快速进针后提插捻转，针感以放电感达到肢末为度，不留针。腰椎夹脊穴用1.5寸毫针深刺1～1.2寸，针尖向脊柱斜刺，

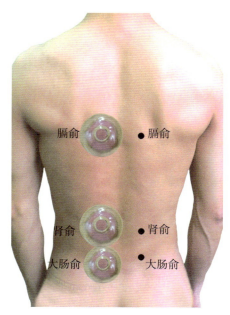

▲ **图4-25 腰椎间盘突出症火罐疗法（一）**

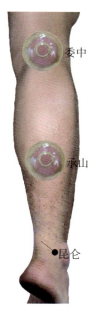

委中

承山

●昆仑

▲ 图 4-26　腰椎间盘突出症火罐疗法（二）

并使针感向下肢放射，余穴用 1.5 寸毫针，得气后平补平泻，留针 30 分钟，起针后选定相应病变腰椎夹脊穴或阿是穴，每次 1 穴，以三棱针点刺出血并加罐，留罐 5 分钟或以罐内出血停止为度。针刺每日 1 次，10 次为 1 个疗程，疗程间休息 3 日，刺络拔罐每日或隔日 1 次，3～5 次为 1 个疗程（图 4-28 至图 4-30）。

　　方法二：主穴据 CT 所定位的腰椎间盘突出的位置，先取相应夹脊穴，如为颈 4 至颈 5 椎间盘突出者，颈 4 夹脊穴，以突出的位置为中心，沿督脉在上下棘突间各取一穴，共 4 针。气滞血瘀型配委中挑刺放血；寒湿凝滞型配肾俞加灸法；肾精亏虚型配肾俞、志室。患者俯卧，先针夹脊穴，用 2.5～3 寸毫针直刺，以患侧肢体不自主

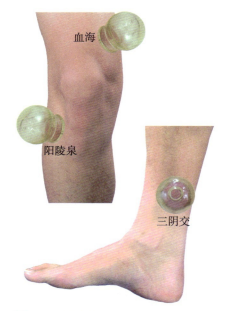

▲ 图 4-27　腰椎间盘突出症火罐疗法（三）

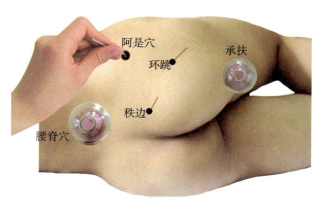

▲ 图 4-28　腰椎间盘突出症针罐法（一）

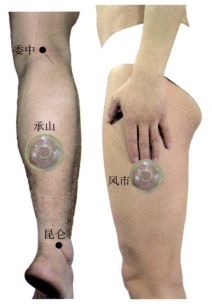

▲ 图 4-29　腰椎间盘突出症针罐法（二）

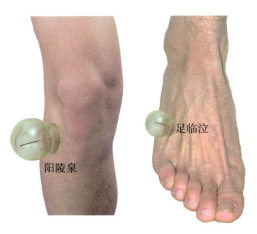

▲ 图 4-30　腰椎间盘突出症针罐法（三）

跳动一下为佳；之后在上下棘突间各针一穴，以酸胀为宜，针后在针柄上缠上酒精棉球，点燃，将罐迅速扣下，每次针罐留置20分钟，隔日1次，10次为1个疗程（图4-31）。

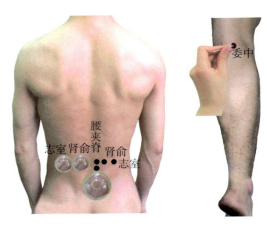

▲ 图4-31　腰椎间盘突出症针罐法（四）

（四）注意事项

拔罐治疗本病应配合适当的按摩及药物治疗可取得良好的疗效。早期应注意休息，避免受风寒、劳累，配合适当的功能锻炼，如伸背、拱桥、直腿抬举、晃腰、双手举足等动作，以增强腰背部肌肉力量，维持脊柱稳定性，预防本病的再次发作。

六、坐骨神经痛

（一）概述

坐骨神经痛是指沿坐骨神经分布区域的疼痛。症状主要表现为腰臀部、大腿后侧、小腿后外侧及足背外侧的疼痛，是多种疾病引起的一种症状。发病初期可单纯表现为腰痛，也可腰腿疼痛并见。本病属于中医学"腰痛""痹证"范畴。

（二）临床表现

临床上根据坐骨神经痛发病部位的不同，将坐骨神经痛分为根性坐骨神经痛及干性坐骨神经痛。

根性坐骨神经痛主要表现为下背部痛和腰部僵硬感，局部有明显压痛，干性坐骨神经痛多呈持续性钝痛而有发作性加剧，发作性疼痛呈烧灼样和刀割样，且常在夜间加剧，患者往往取一系列的减痛姿势（如睡时取健侧卧位及微屈患侧下肢，若从仰卧位起坐时，即屈曲患侧膝关节，坐下时以健侧臀部先着力，站立时身体重心略向健侧倾斜，患者下肢在髋、膝关节处微屈，造成脊椎侧弯，凸部多朝向健侧）。常有下列压痛点：臀点，相当于环跳穴，在坐骨结节与股骨大粗隆之间；腘点，腘窝线中点向上 2 厘米处；腓肠肌点，小腿后面中央，相当于承山穴；踝点，外踝之后，相当于昆仑穴。90% 以上直腿抬高试验阳性。另外，尚可见坐骨神经所支配的肌肉如后腘肌和腓肠肌等出现肌肉松弛和萎缩，跟腱反射减弱或消失，患肢小腿外侧和足背有感觉减退区。

（三）治疗

1. 刺络拔罐法

选穴夹脊、阿是穴、环跳、承扶、委中、阳陵泉、悬钟。用梅花针叩刺或用三棱针点刺出血，然后拔罐 10～15 分钟，至皮肤出现红色瘀血或拔出 1～5 毫升血液为止。每次选穴 4～6 个，每周治疗

1～2次，6次为1个疗程（图4-32）。

2. 刺血拔罐法

方法一： 取患侧阿是穴、委中穴，俯卧位，常规消毒，用三棱针对准穴位直刺3～4针，深度1～2毫米，刺后取中号拔火罐，用闪火法吸拔针刺处，出血5～8毫升，20分钟后起罐，擦净瘀血。配用针刺取患侧环跳、秩边、承山、阳陵泉、肾俞（双），常规消毒，毫针针刺得气后留针30分钟，每15分钟运针1次，中等刺激。隔日1次，5次为1个疗程（图4-33和图4-34）。

方法二： 主穴取患则大肠俞穴透夹脊穴、健则对应压痛点；痛在太阳经配殷门、委中、昆仑穴；痛在少阳经配环跳、阳陵泉穴，牵涉阳明经配伏兔、足三里、解溪穴。用毫针刺主穴，垂直进针，大幅度提插捻转，得气后提针到皮下斜透夹脊穴，用G6805治疗仪分别接主穴和配穴上，连续波，强度以患者能耐受为宜，每次30分钟。针后拔火罐，每次15分钟，10次为1个疗程。在委中穴附近

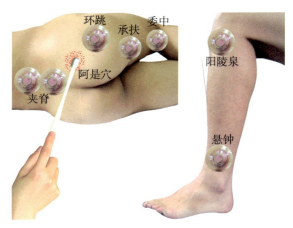

▲ 图4-32 坐骨神经痛刺络拔罐法

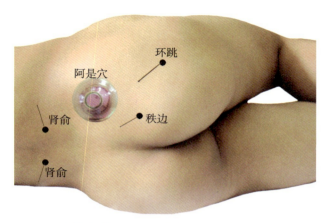

▲ 图 4-33 坐骨神经痛刺血拔罐法（一）

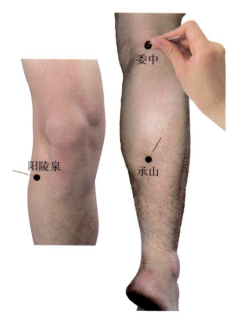

▲ 图 4-34 坐骨神经痛刺血拔罐法（二）

找明显络脉，绷紧皮肤，刺入 1～2 分，迅速退出，放出黑紫色血转鲜红，多流血，用消毒干棉球压迫，两侧交替使用，病情重者同用，2～3 日 1 次（图 4-35 至图 4-37）。

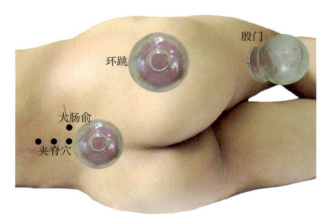

▲ 图 4-35　坐骨神经痛刺血拔罐法（三）

3. 留针拔罐法

主穴：第 1 组选大肠俞、环跳、殷门；第 2 组选新环跳（尾骨尖端旁开 3 寸）、秩边、殷下（承扶与委中穴连线之中点），每次 1 组。随证可加阳陵泉、悬钟、昆仑、风市等穴。针刺得气后在主穴上留针拔罐 10～15 分钟，起罐后继续留针 15 分钟。每日 1 次，6 次为 1 个疗程（图 4-38 和图 4-39）。

（四）注意事项

本病采用排罐法效果更佳，积极配合其他手法及药物疗法。平日注意避免劳损性动作，避免风寒，以免症状加重或复发。

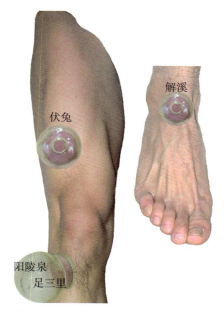

解溪

伏兔

阳陵泉
足三里

▲ 图 4-36　坐骨神经痛刺血拔罐法（四）

七、梨状肌综合征

（一）概论

由于梨状肌损伤、炎症，刺激压迫坐骨神经引起臀腿痛，称为梨状肌综合征。本病属于中医学"痹证""筋伤"的范畴。

（二）临床表现

主要症状是一侧臀部酸痛发胀，伴有神经压迫症状，以坐骨神经压迫常见，行走时有跛行或身体前俯，髋膝半屈呈佝偻姿态；肌

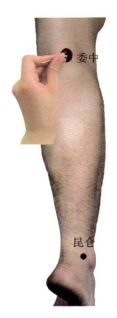

委中

昆仑

▲ 图 4-37　坐骨神经痛刺血拔罐法（五）

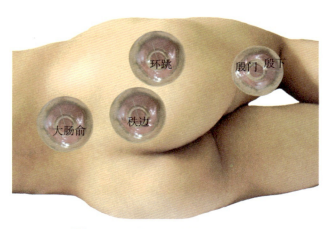

环跳

殷门　殷下

大肠俞

秩边

▲ 图 4-38　坐骨神经痛留针拔罐法（一）

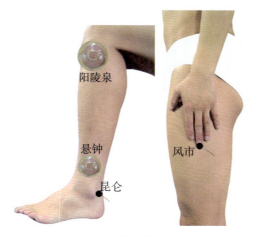

▲ 图 4-39　坐骨神经痛留针拔罐法（二）

痉挛严重者，有刀割样跳痛，咳嗽喷嚏等腹压增高时，出现坐骨神经放射痛。患侧大腿不能外展，内旋功能减弱，呈外旋位。少数患者因阴部神经损伤出现会阴不适、性欲减退、阳痿等症状。

（三）治疗

刺络拔罐法

方法一：取阿是穴。先在压痛点处按揉 3～5 分钟，使其脉络怒张，再用三棱针迅速点刺 3～5 下，使其出血，然后拔罐 10～15 分钟。以助瘀血排出。隔日 1 次（图 4-40）。

方法二：取腰骶椎（命门至长强穴）中心线两侧各旁开 0.5 寸即腰骶夹脊，肾俞、环跳、压痛点（阿是穴）先用梅花针叩刺至皮肤微出血为度，然后用闪火法在腰骶椎两侧拔多罐（排罐法），其余穴用单罐拔，留罐 15～20 分钟。或叩刺后在腰骶脊椎两侧用走罐法，余穴为留罐法。每日或隔日 1 次（图 4-41 和图 4-42）。

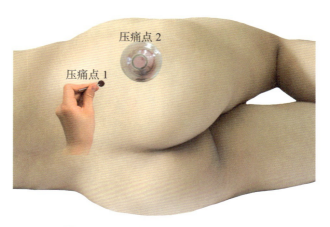

▲ 图 4-40　梨状肌综合征刺络拔罐法（一）

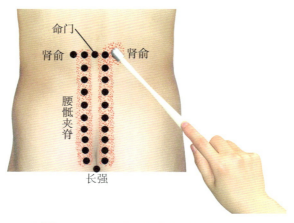

▲ 图 4-41　梨状肌综合征刺络拔罐法（二）

　　方法三：取疼痛部位经脉循行的周围阿是穴。患者取侧卧位，患肢在上。治疗部位局部皮肤常规消毒后，用梅花针重叩局部皮肤，使皮肤发红并微出血，然后拔火罐，如能拔出少量瘀血则疗效更佳

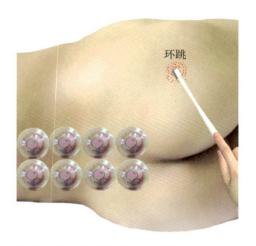

▲ 图 4-42　梨状肌综合征刺络拔罐法（三）

（图 4-43）。

（四）注意事项

患者在急性期最好能卧床休息，减少活动，以利于神经根水肿的吸收，缩短病程，同时患者臀部、下肢注意保温，避免风寒湿不良刺激。治疗后当天避免冷水澡；治疗期间可配服活血行气、通络止痛之剂，可内服、外敷。

八、肩关节周围炎

（一）概述

肩关节周围炎简称肩周炎，是肩周肌肉、肌腱、滑囊及关节囊的慢性损伤性炎症。上述结构的慢性损伤主要表现为增生，粗糙及

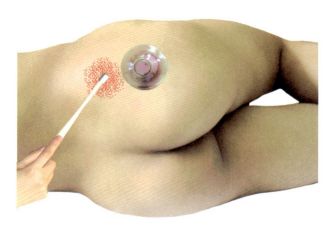

▲ 图4-43 梨状肌综合征刺络拔罐法（四）

关节内、外粘连，从而产生疼痛和功能受限。后期粘连变得非常紧密，甚至与骨膜粘连，此时疼痛消失，但功能障碍却难以恢复。本病好发于40岁以上的中老年，女性多于男性，左侧多于右侧，亦可两侧先后发病。

（二）临床表现

多为单侧发病，少数患者双侧同时发病。初期从肩部隐痛，发展到持续性疼痛。疼痛范围广泛，剧烈者呈刀割样，常可放射至臂部，昼轻夜重，夜间常可因睡眠体位不当而痛醒。白天常可因劳累、牵拉、碰撞、受寒等因素而肩痛加剧。肩关节活动受限且逐渐加重。患者常可因肩痛和活动受限失去正常梳头、穿衣、系腰带等基本生活自理能力，十分痛苦。后期可出现关节僵硬、运动功能丧失，出现肩部肌肉萎缩，尤以三角肌最为明显。

（三）治疗

1. 火罐疗法

风寒袭络选肩井、肩髃、肩髎、曲池、外关；筋脉失养选①肩髃、肩髎、曲池、天宗、大杼；②肩井、肩贞、臂臑、外关（图 4-44 至图 4-46）。

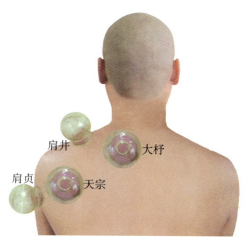

▲ 图 4-44　肩关节周围炎火罐疗法（一）

2. 刺络拔罐法

方法一：取肩关节周围阿是穴。用七星针叩打皮肤微出血，继而拔罐令瘀血流出 5 毫升，隔天 1 次。严重者用锋钩针痛点挑刺，进针深度 0.5 厘米，钩断粘连的纤维，拔罐（图 4-47）。

方法二：取穴病变局部、条口。在肩关节周围涂适量润滑油，拔罐，然后在疼痛范围内行走罐，至皮肤出现瘀血为止。后用三棱针点刺条口出血后，拔罐 10 分钟，拔出数滴或使皮肤出现红色瘀血

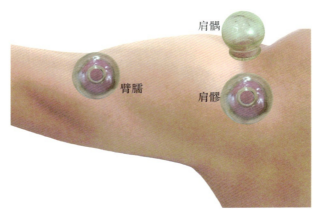

▲ 图 4-45　肩关节周围炎火罐疗法（二）

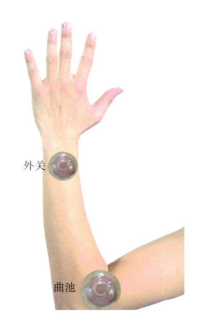

▲ 图 4-46　肩关节周围炎火罐疗法（三）

为止，每周治疗 1 次，8 次为 1 个疗程（图 4–47）。

3. 放血拔罐法

方法一：交替取肩前（经外奇穴）、大椎穴。用三棱针迅速刺入穴位 2～3 分，随即退针使其出血，如血液不畅可于针孔周围按压；选肩井、肩俞、天宗、肩贞、天泉、大椎穴拔罐，且可走罐，每次治疗 20 分钟，2 日 1 次，10 日为 1 个疗程（图 4–48）。

方法二：取肩前、肩贞、肩井、臑俞、阿是穴。拔罐 5～15 分钟，待局部出现红晕或发绀后取下，用三棱针点刺使局部出血后再行拔罐，每罐出血量 10～20 毫升，每次取穴 2～3 个，3 日 1 次，3 次为 1 个疗程，疗程间休 3～5 日（图 4–49）。

（四）注意事项

拔罐对本病疗效较好，若积极配合针灸、按摩、药物等疗法，则效果更佳。在治疗期间，应积极进行肩关节功能锻炼，如肩外展，

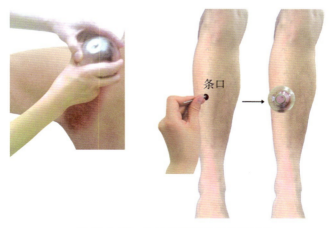

▲ 图 4-47 肩关节周围炎刺络拔罐法

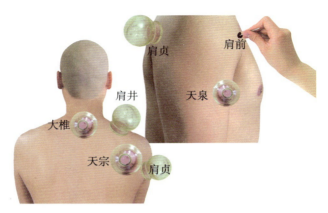

▲ 图 4-48　肩关节周围炎放血拔罐法（一）

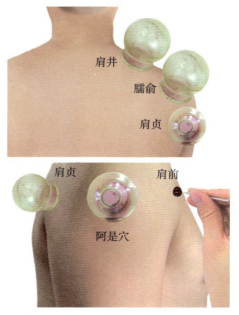

▲ 图 4-49　肩关节周围炎放血拔罐法（二）

肩外旋，肩上举，擦汗、展旋等动作。保持双肩温暖，避免受寒，以加重症状或复发。

九、腱鞘囊肿

（一）概述

腱鞘囊肿是指发生于关节和腱鞘附近的囊肿的一种病证，多附着于关节囊上或腱鞘内，可与关节腔、腱鞘沟通。本病好发于青壮年，女性多见。中医学称之为"腕结筋""筋聚"。

（二）临床表现

囊肿常发生于腕背、足背，亦可发生在前臂，手腕的背侧及踝前，表面光滑，皮色不变，多呈半隆起，时大时小，初起与皮肤不相连，局部温度正常，肿块基底固定或可移，有囊性感，压痛轻微或无感觉。

（三）治疗

梅花针叩刺后拔罐法

取穴：囊肿局部。先用梅花针从囊肿中央向外环形施以重手法叩刺，令局部发红，并见点状微出血，然后拔罐，留罐 10～15 分钟。每日或隔日治疗 1 次（图 4-50）。

（四）注意事项

在进行拔罐时要求严格消毒，术后用无菌纱布包扎，以防伤口感染。治疗期间避免劳累以防复发。

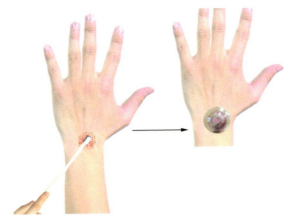

▲ 图 4-50　腱鞘囊肿梅花针叩刺后拔罐法

十、膝关节疼痛

（一）概述

本病相当于西医学的膝关节风湿性关节炎、类风湿关节炎、增生性骨关节炎、良性关节痛、髌骨软化症、膝关节滑膜炎、关节腔积液等。临床以中老年发病较普遍，尤以50—60岁最多见，女性较多。本病属于中医学"痹证"范畴。

（二）临床表现

膝关节活动时疼痛，初起时，疼痛为发作性，后为持续性，劳累和夜间疼痛较重，上下楼梯时明显；膝关节活动受限，跑跳跪蹲均受不同程度的限制；关节活动时可有摩擦或弹响音，部分患者关节肿胀，有压痛。

（三）治疗

1. 刺络拔罐法

内膝眼、外膝眼、阿是穴。常规消毒后，用三棱针点刺 3～5 下，然后拔罐 5～10 分钟，拔出瘀血 1～3 毫升，起罐后擦净血迹。每周治疗 2～3 次，6 次为 1 个疗程（图 4–51）。

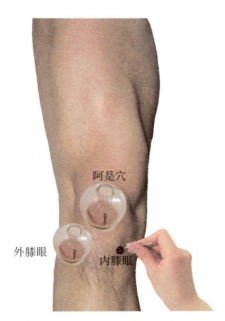

▲ 图 4–51　膝关节疼痛刺络拔罐法

2. 梅花针叩刺拔罐法

内膝眼、外膝眼、阿是穴。用梅花针重叩内、外膝眼穴及关节疼痛局部，至皮肤出现点滴出血，拔血量 1～5 毫升。每周治疗 2～3 次，8 次为 1 个疗程（图 4–52）。

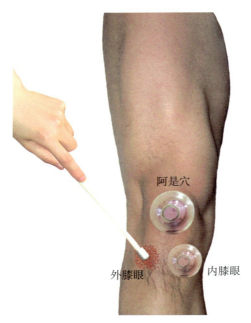

阿是穴

外膝眼　　内膝眼

▲ 图 4-52　膝关节疼痛梅花针叩刺拔罐法

3. 针后拔罐法

取穴内膝眼、外膝眼、鹤顶、阳陵泉、阴陵泉、阿是穴。用 2～3 寸的毫针强刺激手法针之，得针感后拔罐 10～15 分钟至皮肤出现红色瘀血为止。每周治疗 2～3 次，6 次为 1 个疗程（图 4-53）。

（四）注意事项

拔罐止痛疗效迅速，但原发病应坚持拔罐及配合其他药物治疗，在治疗期间要注意防寒保暖，适当运动。

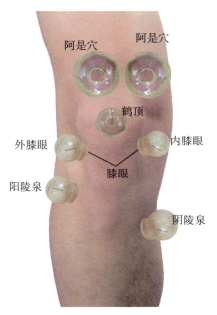

阿是穴　　阿是穴

鹤顶

外膝眼　　　　　内膝眼

膝眼

阳陵泉

阴陵泉

▲ 图 4-53　膝关节疼痛针后拔罐法

十一、足跟痛

（一）概述

足跟痛是由于急性或慢性损伤引起足跟着力部分以疼痛为主的病证。本病多见于老年人。本病属于中医学"痹证""肾虚"范畴。

（二）临床表现

主要表现为行走或站立时足跟疼痛、局部压痛。

跟骨骨刺引起者为退行性病变，多为慢性起病，晨起疼痛，休息后行走时疼痛较重（始动痛），行走片刻可减轻，行走过久疼痛可加剧，休息后好转，触诊有时可触及跟骨骨性突起，X线片可协助诊断。

跟骨滑囊炎引起者行走、站立或剧烈运动疼痛加重，局部可轻度肿胀，触诊有时可触及捻发音。

跟垫炎引起者常因跟部被硬物硌伤或长期受压引起，表现为跟痛、肿胀，压痛较浅。

骨折引起者常有受伤史，伤后出现足跟疼痛、肿胀、瘀斑，压痛明显，严重者可有足部畸形，X线片可明确诊断。

（三）治疗

刺络拔罐法

取承山、太溪、漏谷、昆仑、涌泉、照海、阿是穴。先用三棱针点刺诸穴，其中，阿是穴用密刺，至皮肤微出血后拔罐15～20分钟。起罐后用艾条温和灸阿是穴10分钟。隔日治疗1次，10次为1个疗程。疼痛缓解后，可减少穴位，但阿是穴每次必取（图4-54至图4-56）。

（四）注意事项

本病在治疗的同时，可配合补肾的药物，如六味地黄丸。宜穿软底鞋或在患侧放置海绵垫。局部每天可热敷或用温水浸足。

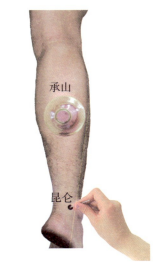

承山

昆仑

▲ 图 4-54　足跟痛刺络拔罐法（一）

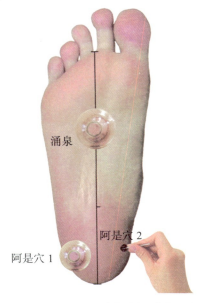

涌泉

阿是穴 2

阿是穴 1

▲ 图 4-55　足跟痛刺络拔罐法（二）

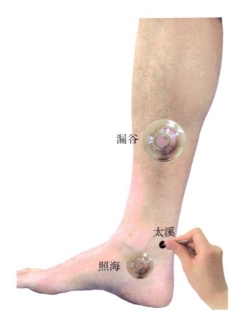

漏谷

太溪

照海

▲ 图 4-56　足跟痛刺络拔罐法（三）

第5章 常见内科疾病治疗

一、高血压

（一）概述

原发性高血压病是指迄今尚未阐明其原因的动脉血压升高。目前临床医学中有 96%～99% 的高血压病例具有血压升高原因不明的特点，为原发性高血压病。而因服用药物导致血压升高、妊娠性高血压、器质性疾病（如肾肿瘤、肾炎、肾衰竭）等，凡是能找到血压升高原因的高血压病都叫作继发性高血压病。原发性高血压病不仅在中国，在世界范围也是一种常见性疾病。中医无高血压病名，但"眩晕""头痛"等病证的描述与高血压病的一般临床症状相近。高血压病患者发生心、脑、肾并发症时，则可分别归于"心悸""胸痹""中风""水肿"等病证中进行辨病辨证治疗。

（二）临床表现

收缩压等于或高于 140 毫米汞柱（18.7 千帕），舒张压等于或高于 90 毫米汞柱（12.0 千帕），两者有 1 项经核实，即可确诊。

本病按起病缓急和病程进展，可分为缓进型和急进型，以缓进型多见。

1. 缓进型起病缓慢，主要表现为头晕、头痛。早期多无症状，偶尔体检时发现血压增高，或在精神紧张，情绪激动或劳累后感头晕、头痛、眼花、耳鸣、失眠、乏力、注意力不集中等症状，可能系高级精神功能失调所致。早期血压仅暂时升高，随病程进展血压持续升高，脏器受累。

2. 急进型多急骤起病，血压急骤升高，伴有剧烈头痛、视力障碍、恶心、呕吐、抽搐、昏迷、一过性偏瘫、失语等。

3. 高血压病的特殊临床表现包括：①高血压脑病，因血压骤升、脑血管痉挛、颅内压增高出现剧烈头痛、眩晕、眼花、肢体麻木、精神错乱、恶心、呕吐、抽搐甚至昏迷，或暂时性偏瘫、半身感觉障碍、失语。②高血压危象，因全身细小动脉暂时性强烈痉挛，导致血压急剧升高，出现剧烈头痛、耳鸣眼花、恶心、呕吐、心悸、暂时性失眠，甚至出现肺水肿、心绞痛。

（三）治疗

1. 刺络拔罐法

主穴取百会、太阳、大椎、曲池、委中。肝火亢盛型加太冲、行间；阴虚阳亢型配太溪、太冲；阴阳两虚型配肝俞、肾俞、足三里；痰湿壅盛型配丰隆、内关；气血两虚型配足三里、血海。常规消毒后，用三棱针点刺穴位 0.2～0.3 厘米，部分穴位点刺后拔罐，每次 3～4 穴，放血总量 10～30 毫升。每周 2 次，10 次为 1 个疗程（图 5-1 至图 5-6）。

2. 刺血拔罐法

方法一：取大椎、百会、十宣、委中、太阳、降压沟。绷紧皮

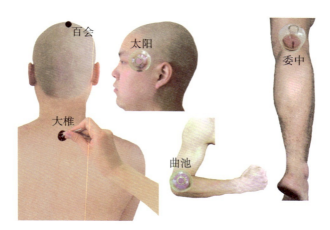

▲ 图 5-1　高血压刺络拔罐法－主穴

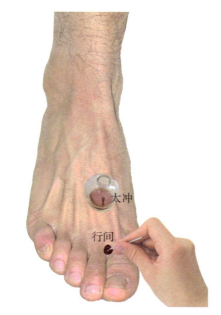

▲ 图 5-2　高血压刺络拔罐法－肝火亢盛

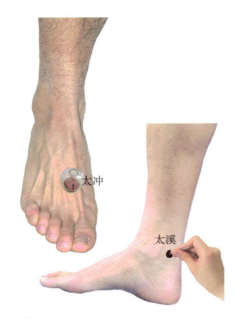

▲ 图 5-3　高血压刺络拔罐法 - 阴虚阳亢

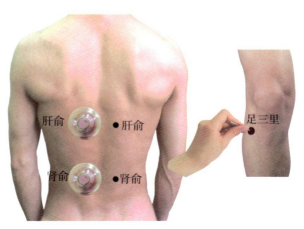

▲ 图 5-4　高血压刺络拔罐法 - 阴阳两虚

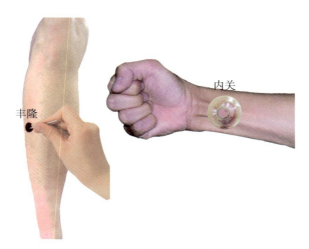

▲ 图 5-5　高血压刺络拔罐法－痰湿壅盛

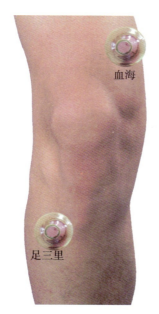

▲ 图 5-6　高血压刺络拔罐法－气血两虚

肤，刺手拇、食、中三指持三棱针，呈握笔状，露出针尖，刺手用腕力迅速、平稳、准确地点刺穴位，深度 1～2 分，大椎、太阳点刺出血加拔罐，百会、十宣、降压沟点刺挤压出血，委中点刺静脉缓慢放血，放血量 10～15 毫升。每天 1 次（图 5-7 至图 5-10）。

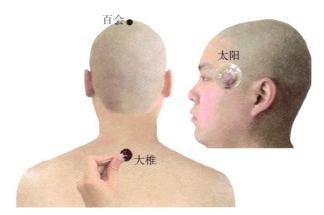

▲ 图 5-7　高血压刺血拔罐法（一）

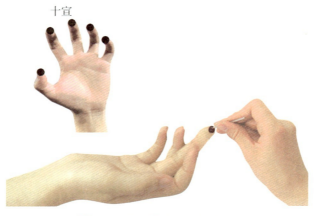

▲ 图 5-8　高血压刺血拔罐法（二）

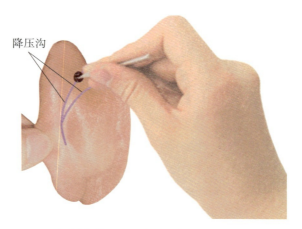

降压沟

▲ 图 5-9　高血压刺血拔罐法（三）

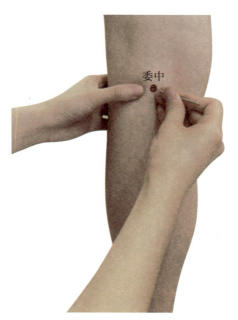

委中

▲ 图 5-10　高血压刺血拔罐法（四）

方法二：用三棱针迅速点刺大椎穴，拔大号罐，以抽紧为度，出血10～20毫升；再点刺耳尖、耳背降压沟，出血数滴。隔日1次，3次为1个疗程（图5-11）。

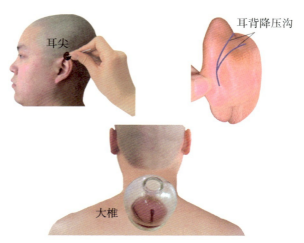

▲ 图5-11　高血压刺血拔罐法（五）

方法三：取大椎穴，先拔一火罐，10分钟后取下，在拔罐处留下的印迹中，用医用采血针快速均匀点刺6～12下，再在原位拔一火罐，留罐10分钟，出血2～8毫升。每天1次，5次为1个疗程。

3. 梅花针叩刺后走罐法

选穴：肝俞（双）至肾俞（双）。先用梅花针从肝俞叩刺至肾俞，从左至右叩刺3～5遍，再以凡士林涂于罐口和皮肤，按上述循序走罐，至皮肤出现紫红色为度。再在肝俞、肾俞穴上各闪罐4～5下，3日治疗1次（图5-12）。

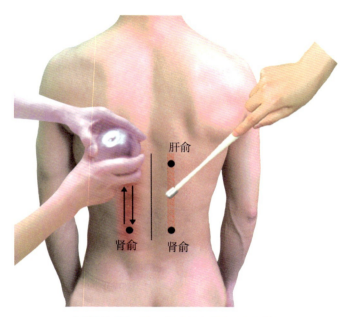

▲ 图 5-12　高血压梅花针叩刺后走罐法

（四）注意事项

已服降压药者，拔罐时不要突然停药，应逐渐减量减次。本法有较好的降压效果，在治疗期间，避免情绪波动，注意休息，饮食宜清淡，保持大便通畅，严重的高血压患者应配合中西药治疗。

二、冠心病

（一）概述

冠状动脉粥样硬化性心脏病简称冠心病，是指冠状动脉粥样硬化导致的心肌缺血、缺氧而引起的心脏病。本病多发生在 40 岁以上的人，男性多于女性，以脑力劳动者为多。在欧美国家，本病为最常见的一种心脏病。我国近年来发患者数有增加的趋势。冠心病由于病变的部位、范围及程度不同，分为隐匿型冠心病、心绞痛、心肌梗死、心肌纤维化、猝死。常见的有隐匿型冠心病、心绞痛、心肌梗死。冠心病属于中医学"胸痹""心痛""真心痛"等范畴。

（二）临床表现

临床表现主要取决于受累心脏缺血的部位、范围、程度，常因过度劳累、情绪激动、饱食、受寒等诱发。可分为无症状性心肌缺血、心绞痛、心肌梗死、缺血性心肌病和猝死。临床可无任何症状，但静息或活动或负荷时心电图可见异常；当冠状动脉管径狭窄达 75% 以上时，则可产生心绞痛，表现为阵发性前胸部压榨性疼痛感觉，可向心前区和左上肢尺侧放射；或表现为心肌梗死，出现持久的胸骨后剧烈疼痛，心悸，心律失常，休克，心衰，甚至猝死。轻者胸闷气憋，重者则胸痛，或胸痛彻背，或突然剧痛，面色苍白，四肢厥冷，大汗淋漓，脉微欲绝。心电图、冠脉造影等方法可辅助诊断。

（三）治疗

1. 刺络拔罐法

方法一：分 2 组，一组为肩井、大杼、神道、心俞、脾俞；二组为灵台、厥阴俞、肝俞、内关、中脘。每次选 1 组，每天或隔天 1 次（图 5-13 和图 5-14）。

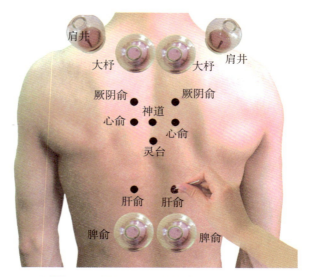

肩井　大杼　厥阴俞　神道　心俞　心俞　厥阴俞　大杼　肩井　灵台　肝俞　肝俞　脾俞　脾俞

▲ 图 5-13　冠心病刺络拔罐法（一）

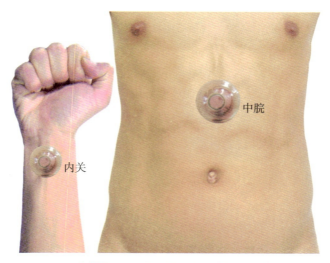

中脘　内关

▲ 图 5-14　冠心病刺络拔罐法（二）

方法二：取至阳、心俞、巨阙、膻中、膈俞。当心绞痛发作时取至阳，用三棱针速刺出血，后拔罐在至阳上，留罐 5 分钟。亦可取上穴用单纯拔罐法，留罐 10 分钟（图 5-15）。

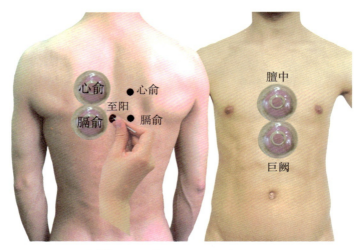

▲ 图 5-15　冠心病刺络拔罐法（三）

方法三：取太阳、曲泽、阳交、少海、膻中。先用三棱针点刺以上诸穴，每穴点刺 3～5 下，最好选择穴位附近的脉络瘀阻处进行点刺。然后选择大小适当的罐，拔罐 10～15 分钟，每穴拔出 1～3 毫升血液为度。每周治疗 1 次，7 次为 1 个疗程（图 5-16 和图 5-17）。

2. 针罐法

方法一：分 2 组，一组为侠白、孔最、内关；二组为风池、大杼、肩井、心俞、肝俞、侠白、尺泽、内关。先用毫针针刺后拔罐 5～10 分钟，或用梅花针叩刺后拔罐，至皮肤潮红为度。一般用第一

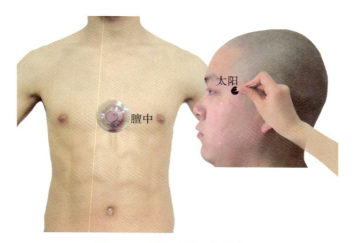

▲ 图 5-16 冠心病刺络拔罐法（四）

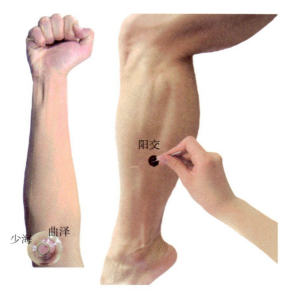

▲ 图 5-17 冠心病刺络拔罐法（五）

组，疼痛发作时用第二组，同时口服硝酸甘油片以缓解疼痛。每日或隔日1次（图5-18和图5-19）。

方法二：取心俞、厥阴俞、曲泽、郄门、内关。用毫针刺入得

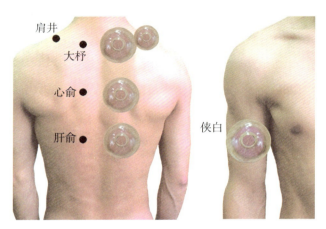

▲ 图5-18　冠心病针罐法（一）

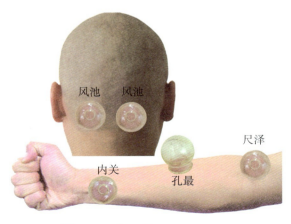

▲ 图5-19　冠心病针罐法（二）

气后留针，再拔罐 5～10 分钟。每日或隔日 1 次，10 次为 1 个疗程（图 5-20）。

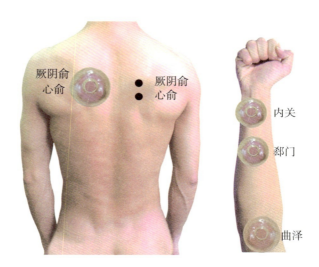

▲ 图 5-20　冠心病针罐法（三）

方法三：取心俞、厥阴俞、灵台、至阳或巨阙、内关、郄门、少海。任选一组。先用毫针针刺，采用捻转补法或平补平泻的手法，取得针感后，立即用闪火法将准备好的火罐拔于此，留罐 10～15 分钟，待皮肤出现红色瘀血为度。每周治疗 2 次，8 次为 1 个疗程（图 5-21）。

（四）注意事项

病情较重出现心肌梗死或心衰时，应卧床休息，并配合中西医结合治疗，也可在严密观察下配合拔罐疗法。治疗期间，注意休息，

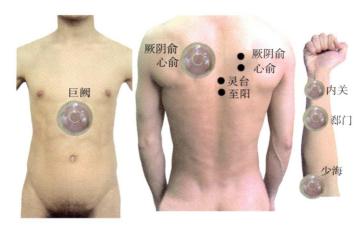

▲ 图 5-21　冠心病针罐法（四）

避免劳累和情绪波动，饮食宜清淡并忌烟酒。

三、急性上呼吸道感染（感冒）

（一）概述

感冒又称伤风，是由病毒或细菌引起的急性上呼吸道炎症。一年四季均可发病，但以春冬季及气候骤变时多发。本病属于中医学"伤风""感冒"范畴。

（二）临床表现

普通感冒起病较急，早期症状有咽部干痒或灼热感、喷嚏、鼻塞、流涕，开始为清水样鼻涕，2～3 日后变稠，可伴有咽痛，一般无发热及全身症状，或仅有低热、头痛。一般经 5～7 日痊愈。

流行性感冒起病急，潜伏期为数小时至 4 日，一般为 1～2 日；高热，体温可达 39℃～40℃，伴畏寒，一般持续 2～3 日；全身中毒症状重，如乏力、头痛、头晕、全身酸痛；持续时间长，体温正常后乏力等症状可持续 1～2 周；呼吸道症状轻微，常有咽痛，少数有鼻塞、流涕等；少数有恶心、呕吐、食欲不振、腹泻、腹痛等。有少数患者以消化道症状为主要表现。

（三）治疗

1. 火罐疗法

方法一：取穴为大椎、风门、肺俞。患者取坐位或卧位，选择大小适宜的火罐，用闪火法、贴棉法或架火法等方法，将罐拔于穴位上，根据所拔罐的负压大小及患者的皮肤情况留罐 10～15 分钟。每日或隔日 1 次（图 5-22）。

方法二：风寒证选取风池、风门、外关，风池毫针刺，余穴拔

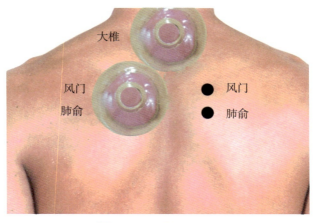

▲ 图 5-22　感冒火罐疗法（一）

罐 10~20 分钟。风热证选取风池、尺泽、大椎穴，用三棱针点刺大椎穴，再拔罐 5~10 分钟。风池毫针刺，余穴拔罐。暑湿证选取大椎、曲池、委中、阴陵泉、足三里，先用三棱针点刺大椎和委中，再在两穴上拔罐 5~10 分钟，余穴拔罐 5~10 分钟。以上均为每日 1 次（图 5-23 至图 5-25）。

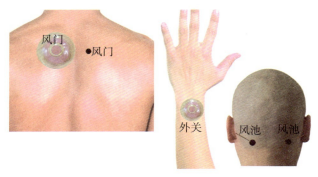

▲ 图 5-23 感冒火罐疗法（二）

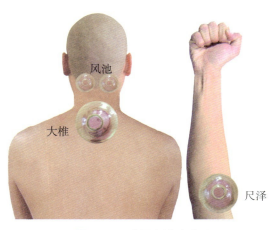

▲ 图 5-24 感冒火罐疗法（三）

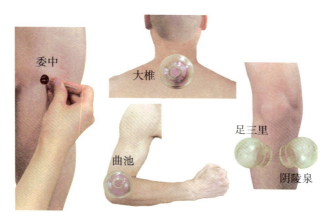

▲ 图 5-25　感冒火罐疗法（四）

2. 刺络拔罐法

方法一：取穴为大椎、风门、肺俞、风池。患者取俯伏坐位或俯卧位，将所选穴位进行常规消毒，用三棱针点刺每穴 3～5 下，风池挤血 3～5 滴，余穴拔罐，在负压的作用下，拔出少许血液，一般每穴出血 8～10 滴为宜。起罐后擦净皮肤上的血迹，每日 1 次（图 5-26）。

3. 走罐法

方法一：在患背上涂少许香油，用闪火罐拔于大椎穴，后将罐由大椎穴沿督脉向下拉至腰部后起罐；再分别在督脉两侧各旁开 1.5、3 寸的膀胱经上，由肩部向下拉至腰部后起罐，操作 3～5 次。在大椎、肺俞穴各点刺 2～3 下，用大号罐拔 20 分钟，隔日 1 次（图 5-27）。

方法二：取穴为背部足太阳膀胱经穴。令患者俯卧或俯伏坐位，暴露背部，沿着膀胱经的循行线抹上麻油。然后取中号火罐 1 只，

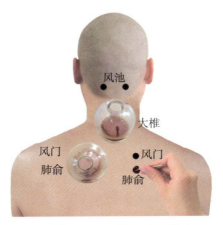

▲ 图 5-26　感冒刺络拔罐法

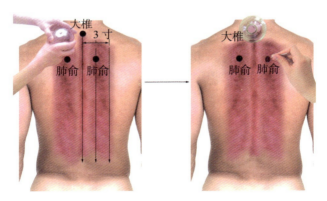

▲ 图 5-27　感冒走罐法（一）

用闪火法将罐吸在患者背部，沿足太阳膀胱经循行线上下来回走罐
多次，直到循行线上的皮肤出现潮红为度。四条循行线均应走罐。
接着把罐停在大椎穴上，留罐 5 分钟，最后用草纸把麻油擦净，每
日 1 次。

方法三：患者取俯卧位，充分暴露背部，用适量凡士林均匀涂于背部皮肤。根据患者的体形选择大小适宜、罐口光滑的玻璃火罐，以闪火法使之吸附于背部皮肤，注意罐内负压要适中，负压过大则火罐移动困难，过小则易于脱落。一罐从左大杼穴处拔罐，沿左侧膀胱经循行部位自上而下至大肠俞，再自下而上地反复推移3～5遍，动作要慢，用力要均匀，使皮肤充血呈紫红色，后在肺俞穴处留罐。二罐从右大杼穴处，同上法操作，留罐10～20分钟后起罐。再在大椎穴拔罐，后再留罐，或向下走罐，后再留罐。每天1次。体温在38～39℃者加三棱针点刺大椎出血，针外关、曲池，用泻法；咽喉肿痛重者，加刺少商穴出血（图5-28）。

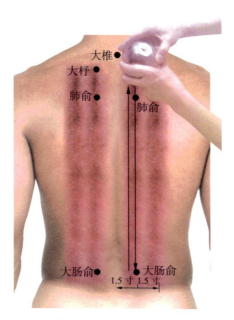

▲ **图5-28**　**感冒走罐法（二）**

（四）注意事项

拔罐法治疗感冒，临床效果较好，如感冒初起进行拔罐，一般1次可获痊愈。如感冒症状较重者，拔罐1～3次也会明显好转或痊愈。个别效果不显者应及时配合其他疗法治疗，以免延误病情。拔罐时要注意室内温度，风寒感冒的患者在留罐期间，要注意保暖，或覆被以助发汗之功效。也可同时服用解表药和姜糖水。不论风寒、风热患者均可配合药物治疗，并要加强体育锻炼，以增强抗病能力。

四、支气管炎

（一）概述

支气管炎有急、慢性之分。急性气管－支气管炎是指病毒和细菌感染，物理和化学因子刺激或过敏反应等对气管、支气管黏膜所造成的急性炎症。慢性支气管炎是由于感染或非感染因素引起的气管、支气管黏膜及其周围组织的慢性非特异性炎性变化，黏液分泌增多。本病属于中医学"咳嗽""痰饮""咳喘"范畴。

（二）临床表现

急慢性支气管炎临床均以咳嗽为主要症状，常伴咳痰，呼吸困难、喘鸣（呼吸短促）、发热、胸部疼痛，有时疲劳乏力。若黏液分泌物在较大支气管时，可有粗糙的干性啰音，咳痰后可消失。水样分泌物积留在小支气管时，则在肺底部听到湿性啰音。有时可闻及哮鸣音。急性支气管炎发病急骤，病程短。慢性支气管炎发病缓慢，病程长，每年发作持续3个月，连续2年或以上，并能排除心、肺其他疾患而反复发作，可诊断为慢性支气管炎。

（三）治疗

1. 刺络拔罐法

取穴：大杼、曲池、风门、肺俞、尺泽、鱼际。先用三棱针点刺，以微出血为度，后进行拔罐，留罐 15～20 分钟，每日或隔日 1 次（图 5-29）。

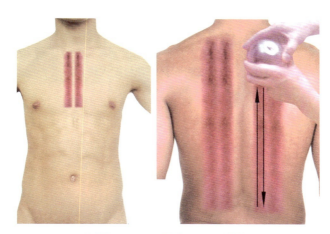

▲ 图 5-29　支气管炎刺络拔罐法

2. 梅花针配火罐疗法

取穴：肺俞、心俞、肾俞、膈俞、定喘、脾俞、中府、云门、膻中。叩刺至潮红，每日 1 次；刺毕用闪火法拔火罐 5 分钟，隔日 1 次。7 日为 1 个疗程（图 5-30）。

3. 走罐法

胸骨两侧中心上下 2.5～3 寸各旁开两横线（共 4 条线成弧形）；背部脊椎（与胸骨相对应部位）两侧各旁开 1.5 寸和 2.5 寸（共 4 条

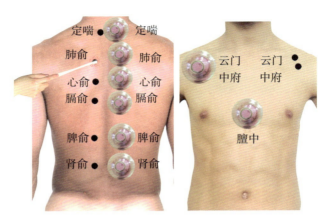

▲ 图 5-30　支气管炎梅花针配火罐疗法

线）。先在胸骨部由外向内横向（每条线）各走罐 4 遍；再在背部脊椎旁每条线由上至下各走罐 4 遍。均至皮肤发红为度。每日 1 次，5 次为 1 个疗程（图 5–31）。

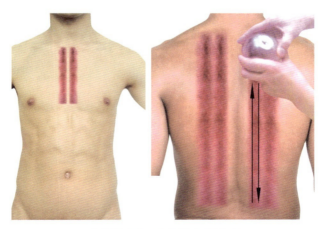

▲ 图 5-31　支气管炎走罐法

（四）注意事项

急性支气管炎应及时治疗，以防转为慢性。慢性支气管炎较为顽固，常迁延难愈，宜采用多种方法坚持长时间综合治疗。也可采用冬治"三九"、夏治"三伏"方法，每年治疗 2 次。经常参加体育锻炼，增强体质，避免过劳，注意保暖，防止感冒，戒除烟酒，可防止本病的复发。

五、支气管哮喘

（一）概述

支气管哮喘简称哮喘，为常见的发作性、肺部过敏性疾病。发作一般有季节性。大多在支气管反应性增高的基础上由变应原或其他因素引起不同程度的弥漫性支气管痉挛，黏膜水肿，黏液分泌增多及黏膜纤毛功能障碍等变化。本病属于中医学"哮""喘""痰饮"等范畴。

（二）临床表现

症状有咳嗽、喘息、呼吸困难、胸闷、咳痰等。典型的支气管哮喘表现：发作性伴有哮鸣音的呼气性呼吸困难。严重者可被迫采取坐位或呈端坐呼吸，干咳或咯大量白色泡沫痰，甚至出现发绀等。哮喘症状可在数分钟内发作，经数小时至数天，用药或自行缓解。早期或轻症的患者多数以发作性咳嗽和胸闷为主要表现，这些表现缺乏特征性。哮喘的发病特征是：①发作性，当遇到诱发因素时呈发作性加重。②时间节律性，常在夜间及凌晨发作或加重。③季节性，常在秋冬季节发作或加重。④可逆性，平喘药通常能够缓解症状，可有明显的缓解期。成人及小儿均可发病。

（三）治疗

1. 刺络拔罐法

方法一：取膻中、大椎、定喘、肺俞（双）、膈俞（双）、心俞（双）、脾俞（双）、肾俞（双）。上穴随机分为两组，交替使用。儿童与体质虚弱及虚证患者用皮肤针叩刺，较轻的刺激量，用闪火法迅速在刺激部位拔火罐，微出血即可；青壮年或体质较好及实证患者，用三棱针在穴位上用力点刺3～5下，然后迅速用闪火法拔火罐，出血3～5毫升，或5～10分钟血凝为度。5次为1个疗程，疗程间隔7日（图5-32）。

2. 梅花针叩刺加拔罐疗法

方法一：患者仰卧，用梅花针叩刺胸部，沿胸正中线从天突叩至鸠尾穴，然后在胸正中线至两侧腋前线之间的肋间隙进行均匀叩刺，从中间到两边，从上到下。在叩刺部位拔火罐，天突叩至鸠尾穴上拔3个，两旁锁骨中线各拔4个，两旁腋前线各拔4个，10～20分钟。隔日1次，10次为1个疗程，疗程间隔3日（图5-33和图5-34）。

方法二：取肺俞、心俞、肾俞、膈俞、定喘、脾俞、中府、云门、膻中。叩刺至潮红，每日1次；刺毕用闪火法拔火罐5分钟，隔日1次。7日为1个疗程（图5-35）。

方法三：用梅花针重叩双侧定喘、大椎、风门、肺俞、肩井等穴，使针眼略有血液渗出；轻叩风池、大杼、心俞、脾俞、肾俞、大肠俞等穴。然后，用多罐法在上述穴位上加拔火罐，在重叩处吸

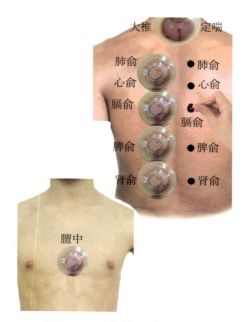

▲ 图 5-32　支气管哮喘刺络拔罐法

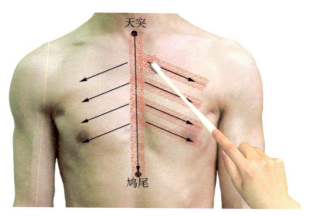

▲ 图 5-33　支气管哮喘梅花针叩刺加拔罐疗法（一）

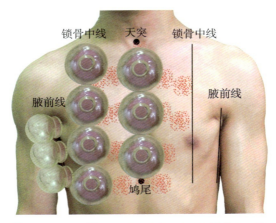

▲ 图 5-34　支气管哮喘梅花针叩刺加拔罐疗法（二）

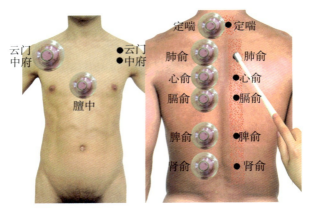

▲ 图 5-35　支气管哮喘梅花针叩刺加拔罐疗法（三）

出血液，用消毒棉球擦净血液。每日治疗 1 次；症状缓解后，2 日 1 次，用中度或轻度叩刺拔火罐，14 次为 1 个疗程。亦可配用天突、膻中、曲池、丰隆、足三里等穴；耳针（或耳压）肺、肾、内分泌、肾上腺、神门等穴。治疗 1～2 个疗程（图 5-36 至图 5-38）。

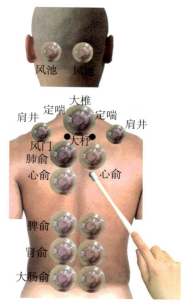

▲ 图 5-36　支气管哮喘梅花针叩刺加拔罐疗法（四）

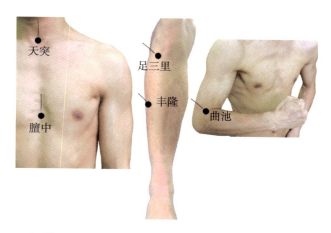

▲ 图 5-37　支气管哮喘梅花针叩刺加拔罐疗法（五）

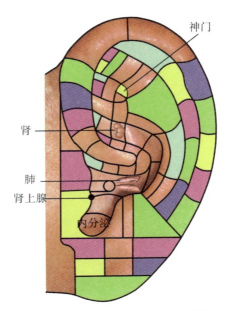

神门

肾

肺

肾上腺

内分泌

▲ 图 5-38　支气管哮喘梅花针叩刺加拔罐疗法（六）

（四）注意事项

哮喘发作期，可配合药物治疗，缓解期注意温度防止诱发。治疗过程中，避免接触过敏原。平时注意锻炼身体，增强抗病力，饮食宜清淡，忌肥甘厚味，戒烟酒。

六、胃炎

（一）概述

胃炎即胃黏膜的炎症。胃炎是指任何病因引起的胃黏膜炎症。按临床发病缓急，一般可分为急性胃炎和慢性胃炎。急性胃炎是指各种原因所致的急性胃黏膜炎性变化，是一种自限性疾病。慢性胃炎是指由于不同病因引起的胃黏膜慢性炎症或萎缩性病变。急性胃炎表现为贲门和胃体部黏膜的中性粒细胞浸润。慢性胃炎常有一定程度的萎缩（黏膜功能丧失）和化生，常累及贲门，伴有 G 细胞丧失和胃泌素分泌减少，也可累及胃体，伴有泌酸腺的丧失，导致胃酸，胃蛋白酶和内源性因子的减少。

（二）临床表现

急性胃炎发病急骤，轻者仅有食欲不振、腹痛、恶心、呕吐；严重者可出现呕血、黑便、脱水、电解质及酸碱平衡紊乱，有细菌感染者常伴有全身中毒症状。

慢性胃炎缺乏特异性症状，症状的轻重与胃黏膜的病变程度并非一致。大多数患者常无明显症状或有不同程度的消化不良症状，如上腹隐痛、食欲减退、餐后饱胀、反酸等。

（三）治疗

1. 刺络拔罐法

选穴：大椎、脾俞、胃俞或身柱、中脘、胃俞。先用三棱针点刺以上诸穴后，拔罐 10 分钟。隔天 1 次（图 5–39 和图 5–40）。

2. 针罐法

方法：取中脘穴，随症加减，肝胃不和者配期门、肝俞、足三里；脾胃虚寒者配三阴交、脾俞、肝俞、胃俞；肝肾阴虚者配太冲、涌泉；气滞血瘀者配期门、肝俞、膈俞、脾俞；痰湿中阻者配天枢、丰隆、脾俞。取 75 毫米毫针，快速刺入皮下，轻捻缓进，待患者感

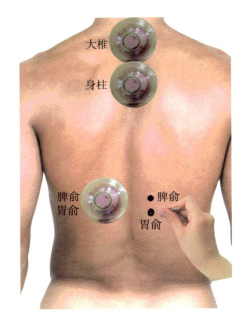

▲ 图 5-39　胃炎刺络拔罐法（一）

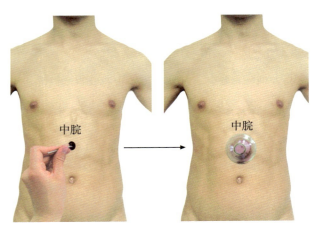

▲ 图 5-40　胃炎刺络拔罐法（二）

到局部酸、沉、胀，并向下行至少腹，医者感到针下沉紧，如鱼吞钩饵，然后留针拔罐；10 分钟后起罐取针，再行套罐 10 分钟。除气滞血瘀配期门用三棱针刺血拔罐外，其余穴位均用毫针刺法，平补平泻，隔日 1 次，7 次为 1 个疗程（图 5-41 至图 5-45）。

（四）注意事项

本病病程较长，应坚持治疗，达到最终治愈。治疗期间保

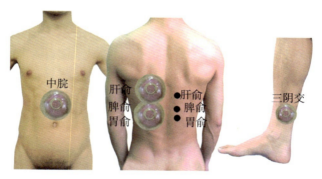

▲ 图 5-41　胃炎针罐法 - 肝胃不和

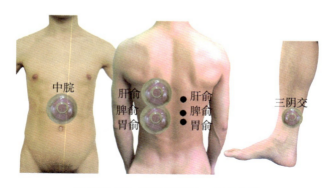

▲ 图 5-42　胃炎针罐法 - 脾胃虚寒

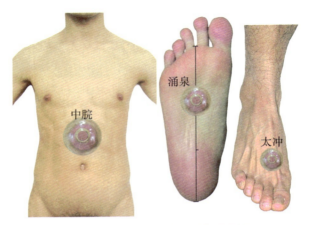

▲ 图 5-43　胃炎针罐法－肝肾阴虚

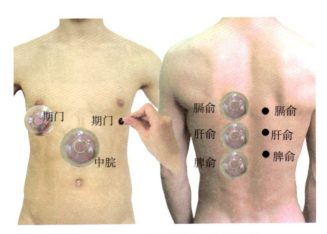

▲ 图 5-44　胃炎针罐法－气滞血瘀

持心情舒畅，饮食要有规律，宜清淡易消化饮食。对有萎缩性胃炎者，可长期服用酸牛奶及酸性食物，有助于萎缩性胃炎的治疗。

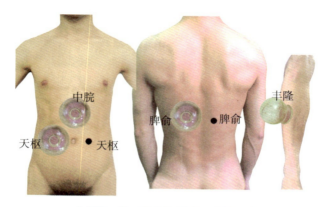

▲ 图 5-45　胃炎针罐法－痰湿中阻

七、胃痉挛

（一）概述

胃痉挛是继发于其他疾病的急、慢性胃炎，胃及十二指肠溃疡及胃神经官能症等诸病中的一个症状，或因烟草茶酒之过用，女子生殖器病、月经异常等反射而来。本病属于中医学"胃脘痛"范畴。

（二）临床表现

突然发作，其痛如刺、如灼、如绞；患者常用上肢或以拳重按，以缓解疼痛，痛甚往往向左胸部、左肩胛、背部放散，同时腹直肌亦发生挛急。或伴有恶心、呕吐，甚则颜面苍白、手足厥冷、冷汗直流，乃至不省人事。经过数分钟或数小时，作嗳气，欠伸或呕吐而缓解。痛止后，健康如常，其发作 1 日数次，或数日数月 1 次。

（三）治疗

1. 火罐法

取穴：关元、急脉、中脘。中脘、关元穴采用单纯拔罐法，留罐 15～20 分钟，每天 1 次。急脉穴用指压法，不拔罐，先让患者仰卧，伸直下肢，用拇指按压在穴位上，一紧一松，约 5 分钟即可（图 5-46）。

2. 刺络拔罐法

取穴：中脘、关元、肝俞、胃俞、三焦俞。用刺络拔罐法，针刺后拔罐，均留罐 10～15 分钟，每天 1 次（图 5-47）。

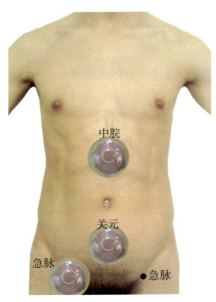

▲ 图 5-46 胃痉挛火罐法

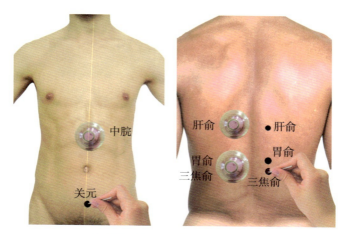

▲ 图 5-47　胃痉挛刺络拔罐法

3. **针罐法**

　　方法一：取鸠尾、中脘、足三里、内关、关元。先在鸠尾穴上以毫针向下方平刺进针 1.5 寸，得气后留针 15～30 分钟，再在其余穴位上行留针拔罐法 20 分钟后，再起罐、起针。每日 1 次（图 5-48）。

　　方法二：取穴方二主穴，分 2 组，一组为中脘、肝俞、脾俞、气海；二组为胃俞、肾俞、胆俞、足三里。配穴：公孙、厉兑、内庭。主穴采用针刺后拔罐法，留罐 15～20 分钟。配穴毫针刺。每次选 1 组穴（图 5-49 和图 5-50）。

　　方法三：先取鸠尾穴，用 30 号 2 寸针向下方平刺进针约 1.5 寸，行捻转补泻 1 分钟；继而取中脘穴，垂直刺入约 1.5 寸，行捻转补泻 3～5 次，然后将酒精棉球裹于针柄之上，用火柴点燃，加拔火罐；再取内关、足三里（均双侧）穴，分别刺入 1 寸或 2 寸深，行捻转，提插补泻各 5 次。以上 4 穴均留针 30 分钟。留针期间，每 10 分钟

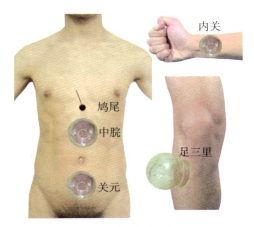

▲ 图 5-48　胃痉挛针罐法（一）

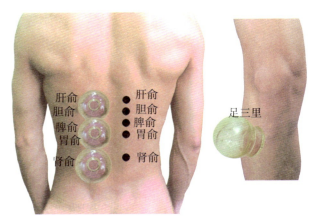

▲ 图 5-49　胃痉挛针罐法（二）

行针 1 次，中脘穴除外。每日治疗 1 次。

（四）注意事项

胃痉挛只是一个症状，应积极治疗原发病。

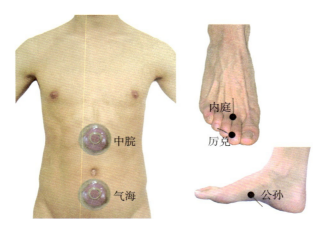

▲ 图 5-50　胃痉挛针罐法（三）

八、胃下垂

（一）概述

胃下垂是在直立位时胃下缘位于髂嵴连线以下 5 厘米，或胃小弯弧线最低点降到髂嵴连线以下的位置，同时伴有胃的排空功能障碍的疾病。本病多见于瘦长无力体型者，可同时有肾、肝等内脏下垂。严重者可因肠系膜牵拉压迫十二指肠横部而引起十二指肠淤滞症，并加重消化不良症状。本病属于中医学"胃缓""中气下陷"范畴。

（二）临床表现

轻度胃下垂者一般无症状，下垂明显者有上腹不适，腹胀，以饭后明显，伴恶心、嗳气、厌食、便秘等，有时腹部有深部隐痛感，常于餐后、站立及劳累后加重，平卧时减轻。长期胃下垂者常有消瘦、乏力、站立性昏厥、低血压、心悸、失眠、多梦、头痛等症状。

（三）治疗

1.刺络拔罐法

选穴：百会、大椎、脾俞、胃俞、中脘、气海。先用三棱针点刺以上诸穴，百会挤出少量血，余穴拔罐，留罐5～10分钟，隔日1次（图5-51）。

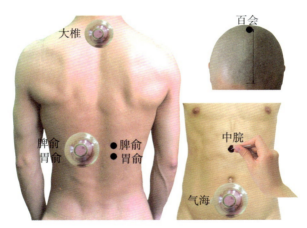

▲ 图5-51　胃下垂刺络拔罐法

2.梅花针叩刺法

选穴：①大椎、肝俞、脾俞、气海；②筋缩、胃俞、中脘。以上二组，每次一组，用梅花针叩刺后拔罐，留罐20分钟，每日1次（图5-52）。

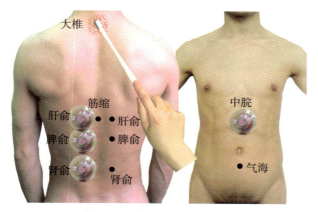

▲ 图 5-52　胃下垂梅花针叩刺法

3. 针灸拔罐法

方法一：分 2 组，一组为中脘（直刺 1.5～2 寸，也可透下脘），胃上穴（下脘旁开 4 寸，沿皮向脐中或天枢方向横刺 2.3 寸），足三里（直刺或向上斜刺，进针 1.5～2 寸）。二组为胃俞（微斜向椎体，进针 1～1.5 寸），脾俞，百会（横刺，向前或向后，进针 0.5～1.5 寸）。两组穴位，每日 1 组，交替针刺，除百会均加用艾灸或拔罐，留针 15～30 分钟。10 次为 1 个疗程（图 5-53）。

方法二：分 2 组，一组为天柱、膈俞、脾俞、梁门；二组为大杼、肝俞、三焦俞、承满。每次选 1 组穴。先用温针或毫针作轻刺激，然后拔罐，留罐 15～20 分钟，罐后再用艾条灸。每日或隔日 1 次，10 次为 1 个疗程（图 5-54）。

方法三：主穴取中脘、神阙、胃俞，配穴取内关、足三里、气海。先用毫针在中脘、胃俞穴上向四周透刺，神阙穴用梅花针叩刺周围。配穴针灸后艾灸。后在主穴上拔罐。留罐 15～20 分钟。隔日 1 次，10 次为 1 个疗程（图 5-55）。

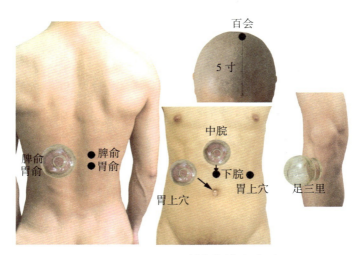

▲ 图 5-53　胃下垂针灸拔罐法（一）

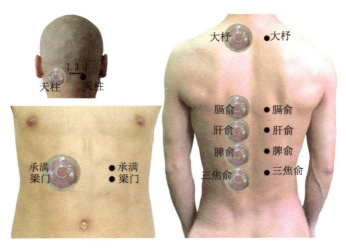

▲ 图 5-54　胃下垂针灸拔罐法（二）

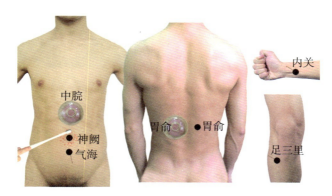

▲ 图 5-55　胃下垂针灸拔罐法（三）

（四）注意事项

本病为慢性疾病，要坚持治疗。治疗期间，忌做跳跃动作。饮食要规律，加强锻炼腹部肌肉，使腹肌保持一定的紧张度。可配合服用益气健脾、升提中气的中药。

九、胃肠炎

（一）概述

急性胃肠炎是夏秋季的常见病、多发病。多由细菌及病毒等微生物感染所致。本病属中医学"呕吐""腹痛""泄泻""霍乱""绞肠痧""脱证"等病证范畴。

（二）临床表现

本病多急性起病，开始表现为恶心、呕吐，继以腹泻，每日3～5 次甚至数十次不等，大便多呈水样，深黄色或带绿色，恶臭，可伴有腹部绞痛、发热、全身酸痛等症状。

（三）治疗

1. 火罐法

选穴：神阙、足三里。选择适当的罐，拔于神阙和足三里上，留罐 10～15 分钟，至皮肤出现红色瘀血为度，每日 1 次，6 次为 1 个疗程（图 5-56）。

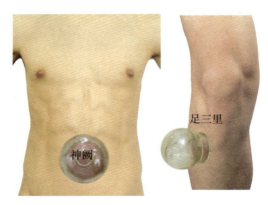

▲ 图 5-56　急性胃肠炎火罐法

2. 走罐法

取穴：①足阳明胃经，中脘，天枢（双），足三里（双），下巨虚（双）。②足太阳膀胱经，大肠俞，小肠俞。于经穴部位与火罐口的边缘涂上一层润滑油，将蘸有酒精的棉球点燃后用镊子送入罐内 1～2 秒即取出，迅速将火罐叩在中脘穴上，然后移向左侧天枢穴，再以同法返回中脘，移向右侧天枢，如此往返移动 5～6 遍，直至患者有一种暖和舒适感后固定于中脘穴上，再于双侧天枢穴各拔上 1 罐，15～20 分钟。再于足三里各拔 1 罐，从上至下向下巨虚移动，反复 7～8 遍，然后固定在足三里穴。大肠俞与小肠俞之间走罐。轻度患者 24 小时 1 次，只用 1 组穴；中、重度患者 12 小时 1 次，两组穴位交替进行（图 5-57）。

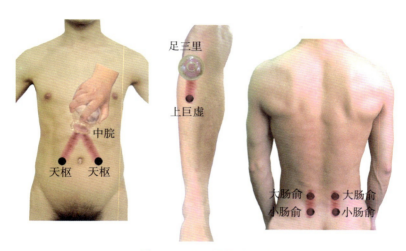

▲ 图 5-57　急性胃肠炎走罐法

3. 刺络拔罐法

取穴：①天枢、大肠俞、足三里；②中脘、脾俞、上巨虚；③关元、肾俞、三阴交。每次任选一组，先用三棱针点刺 3～5 下，然后拔罐，拔出血 1～3 毫升。若病情较重的急性胃肠炎，可选择 2～3 组，5 日为 1 个疗程（图 5-58）。

（四）注意事项

急性胃肠炎拔罐治疗应根据个体的病因辨证选穴，吐泻严重伴有明显脱水者，应配合补液治疗。

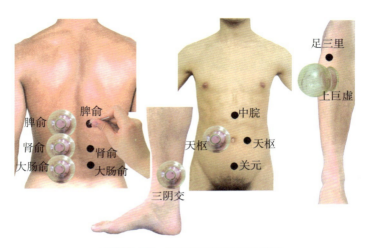

▲ 图5-58 急性胃肠炎刺络拔罐法

十、肠易激综合征

（一）概述

肠易激综合征是指慢性、反复发作、以肠道运动障碍为主，难以用解剖异常解释的肠道症状群，即器质性病变已被排除的肠道功能紊乱。肠易激综合征即过敏性结肠炎，属于中医学"腹痛""腹泻""便秘"等病证范畴。

（二）临床表现

主要表现为腹痛、腹胀、腹泻、便秘、黏液便等，以腹痛和慢性腹泻为主要表现。腹痛以左下腹及下腹部为主，轻重不等，排便或排气后可缓解。大便次数增多，每日2～6次或更多，多为糊状便或稀便，但不带血。还有一些患者4～7日排便一次，大便干结，排便困难。此外，可有上消化道症状如上腹不适、嗳气、反酸、胃灼热等。许多患者还合并有乏力、身体消瘦、失眠、焦虑、头昏、头痛等自主神经功能紊乱的症状。

（三）治疗

1. 走罐法

方法一：暴露背部，在第 1 胸椎至骶椎正中线旁开 1.5～3 寸范围内涂适量凡士林或按摩乳等润滑剂，根据患者体型选两个大小适中、罐口光滑的玻璃火罐，用闪火法将其中一个罐扣在大椎穴处，紧握罐体由大杼至关元俞沿膀胱经上下移动 5～10 次，以该处皮肤发红为度，最后将罐固定在大肠俞。然后再用另一罐按上述方法在另一侧进行治疗。留罐 10 分钟。隔日治疗 1 次，10 次为 1 个疗程（图 5-59）。

方法二：取胃经的足三里至丰隆穴，脾经的阴陵泉至地机，膀胱经的膈俞至大肠俞。在穴位处涂适量润滑油，将罐拔于足三里，然后沿着胃经足三里至丰隆穴上下推动火罐，至皮肤出现瘀血现象为止；用同样的方法，在阴陵泉和地机穴之间走罐，至皮肤出现瘀血现象为止。在背部两侧的膈俞至大肠俞穴之间走罐，至皮肤出现瘀血现象为止（图 5-60）。

2. 针罐法

方法一：取肾俞、脾俞、胃俞、八髎、足三里、天枢、关元、太溪，每次取两对以上穴位，左右对称。患者先取俯卧位，足膀胱经穴，局部消毒后，用 1.5 寸毫针针刺，提插捻转或补泻手法，针感循经上下走动，随针加罐，留针 15 分钟。再平卧，针天枢、中脘、

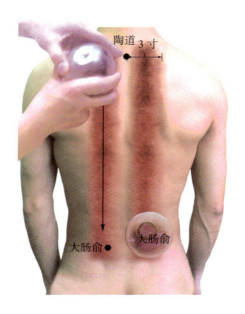

▲ 图 5-59　肠易激综合征走罐法（一）

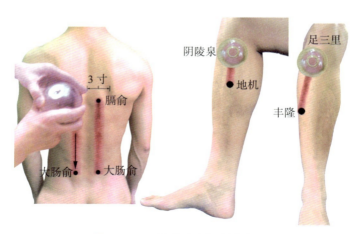

▲ 图 5-60　肠易激综合征走罐法（二）

关元、太溪、足三里，针法同上，针后加拔罐，留针 30 分钟。每日 1 次，10 日为 1 个疗程，疗程间隔 1 周（图 5-61 和图 5-62）。

　　方法二：取合谷（左）、足三里（右）、神阙。患者仰卧位，先用毫针直刺合谷穴 3～4 分得气，足三里直刺 1.2～1.5 寸得气，然后

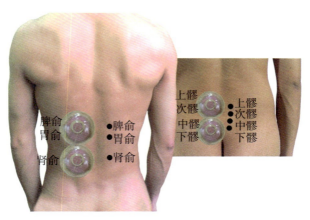

▲ 图 5-61　肠易激综合征针罐法（一）

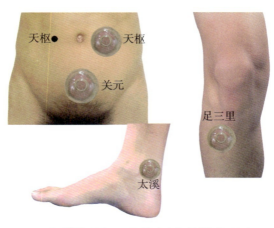

▲ 图 5-62　肠易激综合征针罐法（二）

左右手分别握二穴上的针，同时行导气针法，力求针感呈向心性，使患者自觉腹部有快感，留针30分钟。再在神阙穴闪罐数下，使脐及其周边皮肤潮红，留罐20分钟，每5分钟行针1次。小儿单刺得气不留针，闪罐后留罐。每日1次（图5-63）。

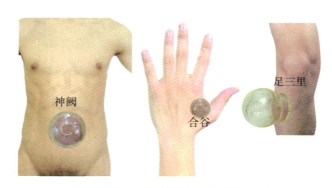

▲ 图 5-63　肠易激综合征针罐法（三）

方法三：取天枢（双）、中脘、气海，以30号1寸毫针直刺0.3～0.5寸，捻转平补平泻手法，不留针。以能盖住骶骨3/4为准，根据年龄选择3～4号玻璃火罐，用闪火法，在骶骨正中行中等力度拔罐，留罐5～10分钟，每日1次（图5-64）。

（四）注意事项

治疗期间保持心情舒畅，避免情志刺激。饮食忌肥甘厚腻。

十一、腹痛

（一）概述

腹痛是指胃脘以下、耻骨毛际以上部位疼痛而言，可伴发多种

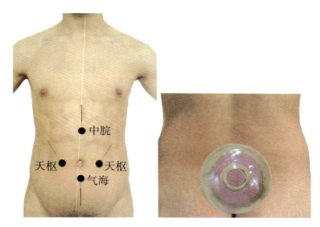

▲ 图 5-64　肠道易激综合征针罐法（四）

脏腑疾病。腹痛大致见于西医学的急慢性胰腺炎、急慢性肠炎、肠痉挛、胃肠神经官能症等。

（二）临床表现

以胃脘以下，耻骨毛际以上部位疼痛为主要表现。其疼痛性质各异，但一般不甚剧烈，且按之柔软，压痛较轻，无腹肌紧张及反跳痛。起病多缓慢，疼痛发作或加剧常与饮食、情志、受凉等因素有关。

（三）治疗

1. 刺络拔罐法

方法一：脊柱两侧压痛点。在脊柱两侧触到压痛点，常规消毒皮肤，以三棱针分别在每侧痛点上划两条并排纵行 2 厘米长的切口，以不见血为度，将罐拔于切口上。15 分钟后取罐，清除瘀血，仍在原部位重复拔罐 15 分钟（图 5-65）。

方法二：取腹四穴（取患者中指第二指节骨长径为同身寸，以患者肚脐为中心，折量上下左右各 1 寸为穴）。用三棱针点刺腹四穴，深度不到半分，见血为度。次用三棱针点刺腹四穴，深度不到 2 分（根据腹壁厚薄而定），随之用火罐 1 个拔在腹四穴上，5～7 分钟后起罐，若发现某穴不出血，应重新点刺，再拔火罐 1 次。要使腹四穴皆见出血。适于急性肠梗阻引起的腹痛（图 5-66）。

2. 针罐法

选穴：分 2 组，一为中脘、天枢、气海、足三里、阴陵泉；二为膈俞、脾俞、胃俞、大肠俞、肝俞。每次选用 1 组，隔日治疗 1 次。先用毫针针刺所选择的穴位，采用捻转补法，取得针感后，选

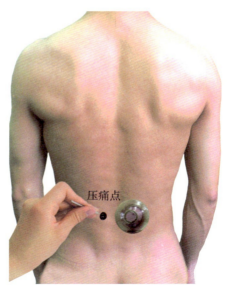

压痛点

▲ 图 5-65　腹痛刺络拔罐法（一）

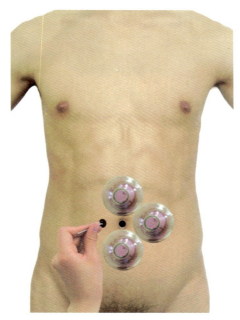

▲ 图 5-66　腹痛刺络拔罐法（二）

择适当大小的火罐，用闪火法将罐拔于针上，留罐 15 分钟，至皮肤出现瘀血现象后起罐拔针。每周治疗 3 次，8 次为 1 个疗程（图 5-67）。

（四）注意事项

　　腹痛的病因较复杂，治疗时应注意辨证选穴。治疗期间忌烟酒、辛辣刺激性食物及生冷、不易消化的食物，切忌暴饮暴食。一些慢性胃脘疼痛的患者，病程较长，体质多虚弱，应采用综合疗法，坚持治疗，以巩固疗效。注意疼痛的性质、部位，做出早期诊断，积极治疗以免延误病情。

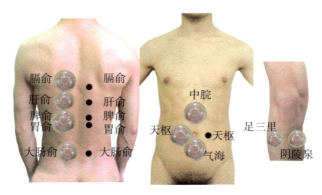

▲ 图 5-67　腹痛针罐法

十二、腹胀

（一）概述

　　腹胀是指脘腹及脘腹以下的整个腹部胀满的一种症状。腹胀一般单见甚少，多见于其他疾病如急性肠炎、肝病、小儿食积、腹腔手术后等。原因较为复杂，多由湿热、食积、气滞所致，其证多实。但亦有脾胃虚弱，久病虚胀。大概食后胀甚者，胀多在肠胃；二便通调者，胀多在脏。腹胀时轻时重，或食后胀甚，或遇情志变化而加重，矢气则舒。一般多有兼证。

（二）治疗

1. 火罐法

　　方法一：取中脘、关元、天枢左右各 1 穴，共称四募穴。先闪拔中脘穴，再闪拔天枢穴（双），最后闪拔关元穴。每穴闪拔数下（约

120 下），半分钟后，依前法再操作 1 遍（前后共闪拔 240 下）（图 5-68）。

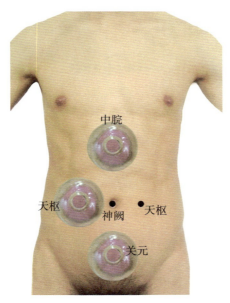

▲ 图 5-68　腹胀火罐法

方法二：取上、中腹胀取中脘、神阙；下腹胀取神阙、关元。用单纯拔罐法，留罐 10~20 分钟，每日 1~3 次。

2. 刺络拔罐法

方法一：取肓俞（双）、神阙上下各 0.5 寸。先用三棱针点刺肓俞及神阙穴上下各点，以微出血为度。然后在肓俞、神阙穴拔罐 15~20 分钟。每日 1 次（图 5-69）。

方法二：取穴分 2 组，一组为三焦俞、大肠俞、胃俞；二组为脾俞、小肠俞、胞肓。采用刺络拔罐法。每次选 1 组穴，留罐

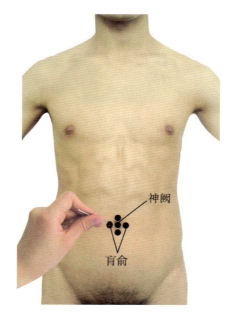

神阙

肓俞

▲ 图 5-69　腹胀刺络拔罐法（一）

10～15 分钟。每天 1 次（图 5-70）。

（三）注意事项

本病多伴有原发病，应积极治疗原发病。

十三、便秘

（一）概述

便秘是临床常见的一种症状，虽然不是一种病，但严重影响生活质量。正常人每日大便一次。但每周大便 3～4 次，排出成形大便，

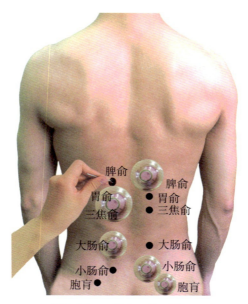

脾俞
胃俞
三焦俞
大肠俞
小肠俞
胞肓

脾俞
胃俞
三焦俞
大肠俞
小肠俞
胞肓

▲ 图 5-70　腹胀刺络拔罐法（二）

排便时无须过分用力，便后有舒适感，也属正常排便。便秘是指大便排出困难，或排便时间间隔延长。中医古典医籍中有"实秘""冷秘""热秘""三焦秘""幽门秘""直肠结""脾约"之称，又称大便难、大便不通、大便秘涩。

（二）临床表现

症状一般为大便干燥，排便困难，每 2～3 日或更长时间 1 次，或无规律，或有的大便次数正常，但粪质干硬，排便艰难。长期便秘可引起腹胀，甚至腹痛，头晕头胀，食欲减退，睡眠不安或导致肛裂和痔疮。

（三）治疗

1. 刺络拔罐法

取穴：支沟、天枢、中脘、大肠俞、足三里、上巨虚。将以上穴位进行常规消毒，用三棱针点刺穴位至出血。每穴点刺 3～5 次，然后用闪火法立即将罐拔于所点刺的穴位，留罐 10 分钟后起罐，每罐出血量应在 10 滴左右，隔日 1 次，6 次为 1 个疗程。本法适用于实性便秘（图 5-71 和图 5-72）。

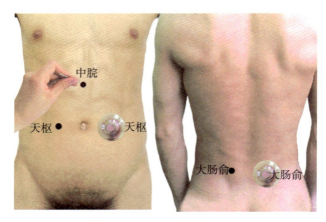

▲ 图 5-71　便秘刺络拔罐法（一）

2. 梅花针叩刺后拔罐法

取穴：脊椎两侧、下腹部、脐周围、腰骶椎两侧。先在应拔部位和罐口涂以液状石蜡或凡士林油膏，再用梅花针依次（先背部，后腹部，由上而下）反复叩刺 2～3 遍后（重点叩刺腰骶部两侧），然后用走罐法推罐 2～3 遍，再将火罐扣拔在神阙、大肠俞穴上，留罐 15～20 分钟，每日 1 次。若系肾阳虚引起的习惯性便

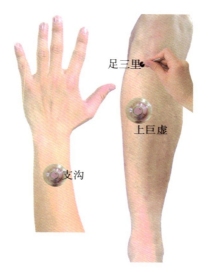

▲ 图 5-72　便秘刺络拔罐法（二）

秘，可于拔罐后，在神阙、大肠俞和肾俞穴加以温灸，效果更佳
（图 5-73）。

（四）注意事项

治疗期间，不可滥用泻下药，以免造成对药物的依赖。在拔罐
治疗的同时，详细辨别引起便秘的原因，尤其是虚实的辨别。积极
向患者宣传排便的生理知识，纠正患者经常服用泻药或灌肠的习惯。

十四、呕吐

（一）概述

神经性呕吐为胃神经官能症的主要症状之一，是由于高级神经

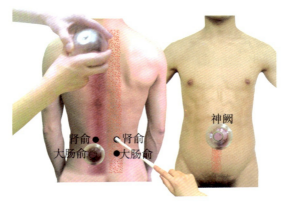

▲ 图 5-73　便秘梅花针叩刺后拔罐法

功能紊乱所引起的胃肠功能失调，但无器质性病变，多与精神刺激、情绪波动有关。中医认为：有声有物为"呕"，有物无声为"吐"，有声无物为"干呕"。在临床上，呕与吐常常同时出现，故统称"呕吐"。

（二）临床表现

呕吐食物残渣，或清水痰涎，或黄绿色液体，甚则兼夹少许血丝，一日数次不等，持续或反复发作。伴有恶心，纳谷减少，胸脘痞胀，或胁疼痛。多有骤感寒凉，暴伤饮食，劳倦过度及情志刺激等诱发因素。或有服用化学制品药物，误食毒物史。上腹部压痛或有振水声。肠鸣音增强或减弱。

（三）治疗

1. 火罐法

方法一：风寒外袭证选取中脘、风池、足三里、内关穴；暑湿犯胃证取中脘、大椎、内关、曲池、足三里穴；饮食停滞证取中脘、下脘、内关、足三里；痰饮内阻证取中脘、膻中、内关、足三里；肝气犯胃证取上脘、内关、足三里、阴陵泉穴。脾胃虚寒证取脾俞、中脘、内关、章门、足三里；胃阴不足证取胃俞、内关、足三里、三阴交。操作时患者取坐位，风池行毫针刺，余穴选用中口径玻璃罐以闪火法吸拔诸穴 10～15 分钟，每日 1 次（图 5-74 和图 5-80）。

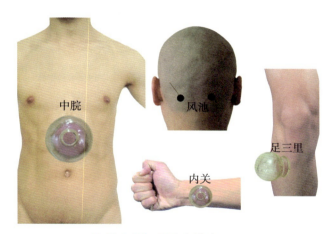

▲ 图 5-74　呕吐火罐法（一）

方法二：取膈俞、中脘、内关、足三里。胃寒加上脘、脾俞、胃俞；肝气郁滞加膻中、太冲、肝俞；胃热加合谷；脾阳衰惫加脾俞、肾俞、关元；胃阴不足加胃俞；除太冲用三棱针点刺出血外，余穴用拔罐法，留罐 20 分钟，每日 1～2 次（图 5-81 和图 5-82）。

方法三：取膻中，采用闪火法拔罐，留罐 15 分钟，以皮肤充血为度。严重心脏病患者慎用本法（图 5-83）。

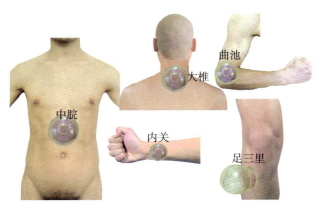

▲ 图 5-75　呕吐火罐法（二）

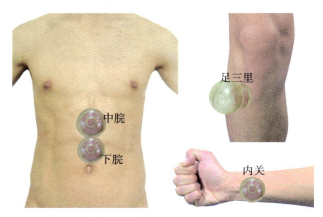

▲ 图 5-76　呕吐火罐法（三）

2. 刺络拔罐法

方法一：①大椎、膈俞、肝俞；②身柱、脾俞、胃俞；③中脘、膻中、气海；每次选用 1 组，采用刺络拔罐法，留罐 15 分钟（图5-84）。

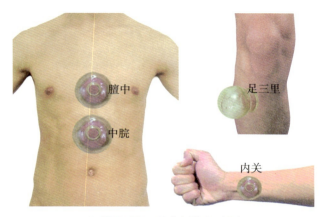

▲ 图 5-77　呕吐火罐法（四）

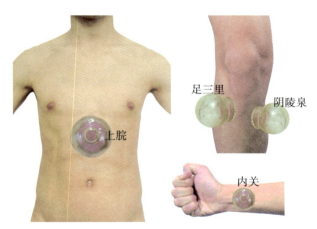

▲ 图 5-78　呕吐火罐法（五）

　　方法二：取肝俞、脾俞、胃俞、足三里穴。采用刺络拔罐法，先以三棱针点刺各穴，然后用闪火法将罐吸拔在点刺的穴位上，留罐 5 分钟，每天 1 次。若患者失眠多梦、心悸、自汗等症状明显时，可采用上法加拔心俞穴和神道穴（图 5-85）。

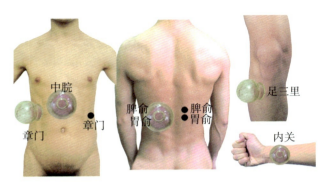

▲ 图 5-79　呕吐火罐法（六）

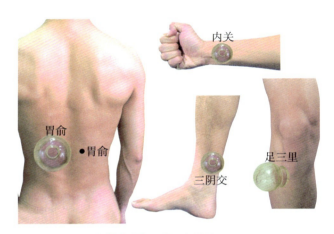

▲ 图 5-80　呕吐火罐法（七）

方法三：取内关、足三里、膈俞、中脘。将以上穴位进行常规消毒，每穴用三棱针点刺 3～5 下，根据不同的穴位，选择适当大小的火罐，用闪火法将罐拔于所点刺的穴位，留罐 10～15 分钟，拔出血量 1～3 毫升，起罐后用消毒棉球或纱布擦净皮肤上的血迹。每周治疗 2～3 次，6 次为 1 个疗程（图 5-86）。

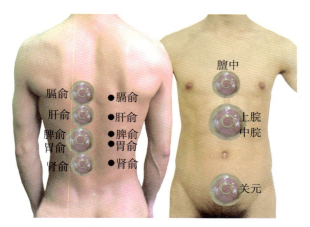

▲ 图 5-81　呕吐火罐法（八）

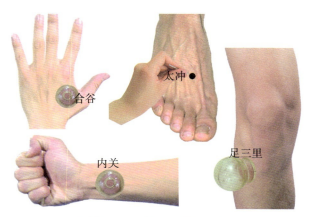

▲ 图 5-82　呕吐火罐法（九）

（四）注意事项

本病在治疗的同时，要注意精神上的调摄，使心情舒畅，消除顾虑，注意休息，饮食宜清淡。

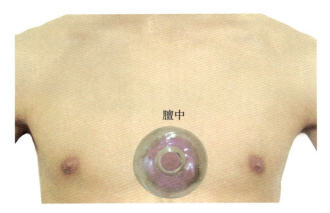

▲ 图 5-83 呕吐火罐法（十）

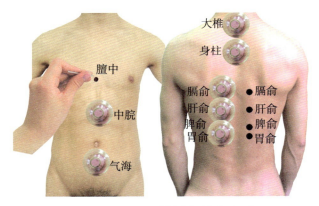

▲ 图 5-84 呕吐刺络拔罐法（一）

十五、呃逆

（一）概述

呃逆是指膈神经受刺激而引起的膈肌不自主痉挛，可见于多种

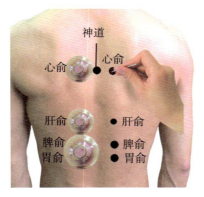
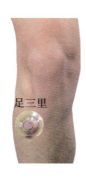

▲ 图 5-85　呕吐刺络拔罐法（二）

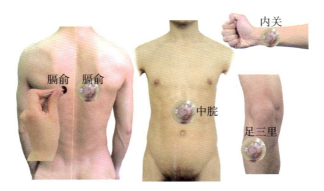

▲ 图 5-86　呕吐刺络拔罐法（三）

疾病中。其病因多与胃、肠、腹膜、纵隔、食道的疾病有关，不良精神因素、寒凉刺激或饮食不慎常为诱发因素。本病属于中医学"呃逆"范畴。

（二）临床表现

表现为气从膈下向上冲逆、喉间呃逆有声、声短而频、难以自忍为特征。顽固性呃逆可为功能性、无其他原因引起者，该类症状较轻；也常因脑病、尿毒症、糖尿病并发酮症酸中毒等紧急情况引起，还有许多严重疾病也可引起顽固性呃逆，特别值得一提的是，如果病情危重的人出现顽固性呃逆，常常提示预后不良。

（三）治疗

1. 刺络拔罐法

方法一：取大椎、肝俞、神道、胆俞、脾俞、胃俞。用三棱针点刺以上诸穴，然后拔罐 15 分钟，每日或隔日 1 次（图 5-87）。

方法二：取肝俞、脾俞、胃俞、足三里。先以三棱针点刺各穴，

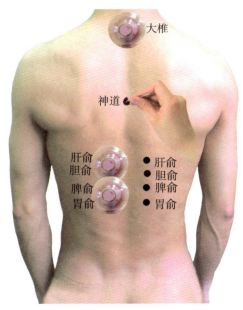

大椎

神道

肝俞
胆俞

脾俞
胃俞

●**肝俞**
●**胆俞**

●**脾俞**
●**胃俞**

▲ 图 5-87　**呃逆刺络拔罐法（一）**

然后用闪火法将罐吸拔于点刺的穴位上，留罐 5 分钟，每日 1 次（图 5-88）。

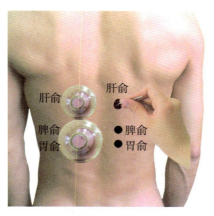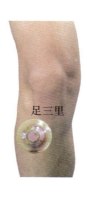

▲ 图 5-88　呃逆刺络拔罐法（二）

2. 梅花针叩刺后拔罐法

选穴：膻中至肚脐（神阙）。先用梅花针从上至下轻叩刺 3～5 遍，然后走罐至皮肤潮红为度，再在中脘、神阙穴留罐 10 分钟，每日或隔日 1 次（图 5-89）。

3. 针罐法

方法一：取天突、膈俞、膻中、内关。用 2.5 寸针先刺天突穴得气后拔针，不留针；然后用提插泻法针双侧足三里，留针 30 分钟，每 10 分钟捻针 1 次。如呃逆不止，用 1 寸针点刺膈俞穴，不留针。针后于该处拔火罐 15 分钟。若呃逆仍不止，用 1.5 寸针刺膻中穴用泻法，使针感向天突穴方向上行（图 5-90）。

方法二：取攒竹、内关、中脘、足三里、膈俞。胃寒者针刺中脘加拔罐；胃热泻陷谷；阳虚加灸气海；阴虚补太溪；肝气横逆泻

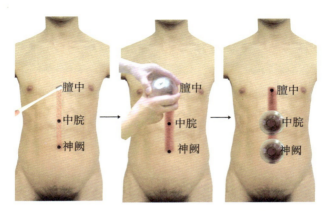

▲ 图5-89 呃逆梅花针叩刺后拔罐法

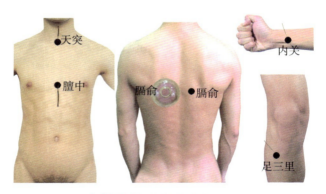

▲ 图5-90 呃逆针罐法（一）

期门、太冲。配合耳针，取膈、胃、神门、交感。刺法，在穴位范围找压痛点，强刺激，留针30分钟。顽固性呃逆，可压丸或用埋皮内针法（图5-91至图5-94）。

方法三：分3组，一组为膈俞、胃俞、肝俞；二组为中脘、气海、天突；三组为足三里、三阴交、内关。以上3组，每次可选1

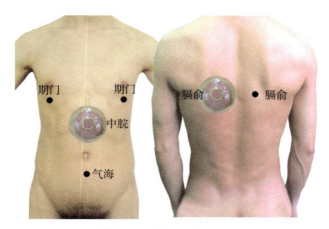

▲ 图 5-91　呃逆针罐法（二）

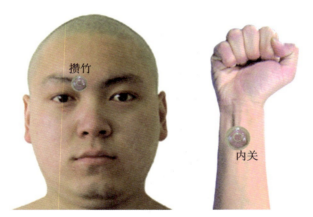

▲ 图 5-92　呃逆针罐法（三）

组。先对所选穴位进行常规消毒，用毫针针刺，采用平补平泻手法，取得针感后，用闪火法拔罐，留罐 10～20 分钟，以皮肤出现红色瘀血现象为度。每日 1 次，5 次为 1 个疗程（图 5-95 和图 5-96）。

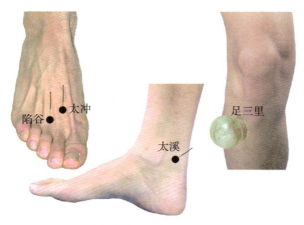

▲ 图 5-93 呃逆针罐法（四）

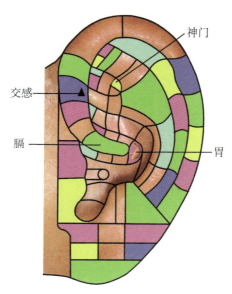

▲ 图 5-94 呃逆针罐法（五）

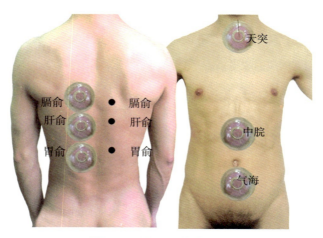

▲ 图 5-95　呃逆针罐法（六）

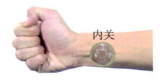

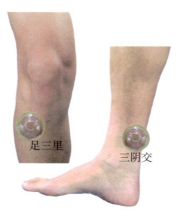

▲ 图 5-96　呃逆针罐法（七）

（四）注意事项

呃逆的病因较多，治疗前应明确诊断，继发于急慢性疾病者应积极治疗原发病。患者应注意饮食适量，不过食生冷；并保持精神舒畅。

十六、消化不良

（一）概述

功能性消化不良又称非溃疡性消化不良，是一种常见的消化系统症状群。功能性消化不良的发病率占以消化不良症状为主的患者的 34% 以上。本病属中医学"胃脘痛""痞满"范畴。

（二）临床表现

症状表现为断断续续地有上腹部不适或疼痛、饱胀、胃灼热（反酸）、嗳气等。常因胸闷、早饱感、腹胀等不适而不愿进食或尽量少进食，夜里也不易入睡，睡后常有噩梦。到医院检查，除胃镜下能见到轻型胃炎外，其他检查如 B 超、X 线造影及血液生化检查等，都未检查出异常。

（三）治疗

1. 刺络拔罐法

饮食停滞选中脘、下脘、内关、足三里；痰湿内阻选中脘、膻中、内关、足三里；肝郁气滞选上脘、内关、足三里；脾胃虚弱选脾俞、中脘、内关、章门、足三里。按照证型选穴，先以三棱针点刺以上诸穴，后拔罐 15 分钟，每日 1 次（图 5-97 至图 5-100）。

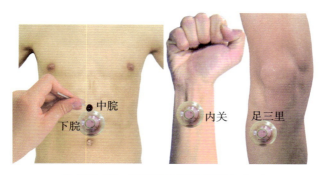

▲ 图 5-97 消化不良刺络拔罐法（一）

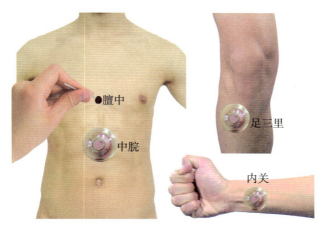

▲ 图 5-98 消化不良刺络拔罐法（二）

2. 针灸拔罐疗法

方法一：取合谷、足三里、中脘、脾俞、胃俞。进针得气后，留针 40 分钟，并加艾条温和灸，每隔 10 分钟行针 1 次，出针后嘱患者侧卧，予脾俞、胃俞拔罐 15～20 分钟，除罐后按揉脾俞、胃俞片刻（图 5-101）。

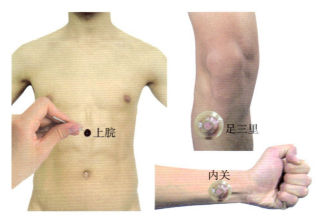

▲ 图 5-99　消化不良刺络拔罐法（三）

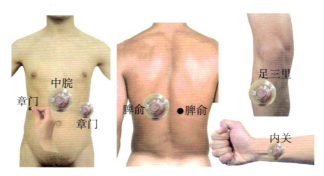

▲ 图 5-100　消化不良刺络拔罐法（四）

　　方法二：主穴取中脘、内关、足三里、三阴交；配穴取太冲、阳陵泉。急性胃痛加梁丘，腹胀不甚加复溜。进针得气后，主穴平补平泻，配穴用泻法，留针 30 分钟，10 分钟行针 1 次。每次针后可配用大号火罐沿膀胱经背俞穴由上而下行走罐疗法，待背部皮肤潮红隐见出血点后，再将火罐拔于脾俞、胃俞、肝俞穴，留罐 10 分钟。2 日 1 次，30 次为 1 个疗程，疗程间隔 5～7 日(图 5-102 和图 5-103)。

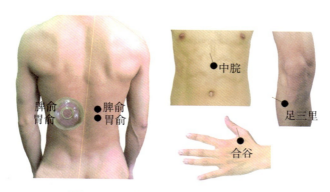

▲ 图 5-101 消化不良针灸拔罐疗法（一）

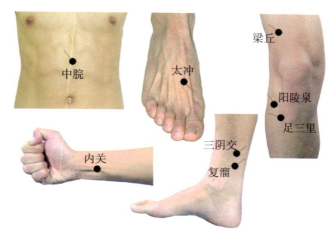

▲ 图 5-102 消化不良针灸拔罐疗法（二）

方法三：主穴取神阙，配穴取足三里。用 2 寸毫针，快速直刺神阙穴，进针 0.5～1 寸；另取 3 寸毫针直刺足三里穴，中强刺激，平补平泻手法，留针 30 分钟。起针后神阙拔罐 3～5 分钟。嘱患者温和灸上述二穴，每穴 15 分钟。以上均每天 1 次，5～7 次为 1 个疗

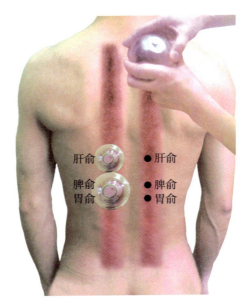

肝俞 ●肝俞

脾俞 ●脾俞
胃俞 ●胃俞

▲ 图 5-103　消化不良针灸拔罐疗法（三）

程，疗程间隔 2～3 日（图 5-104）。

（四）注意事项

患者应注意饮食清淡，勿过量，勿食生冷及不消化食物，同时要保持精神愉快，并避免情绪紧张和激动，影响疾病康复。

十七、厌食

（一）概述

厌食又称神经性厌食，是较常见的功能性胃肠病。精神因素在本病的发生发展中起重要作用。各种因素的刺激作用，造成中枢神

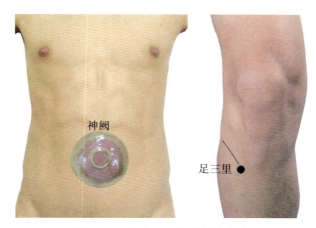

▲ 图 5-104 消化不良针灸拔罐疗法（四）

经的调节和抑制作用发生紊乱，使高级中枢神经活动失常所致的胃肠功能失调。饮食不当，也可促进本病的发生和发展。本病属于中医学"呕吐"范畴。

（二）临床表现

虽觉食欲好，但吃了几口就觉得胃部饱胀不适而终止进食，或者见到食物就不想吃。强迫进食，常诱发恶心呕吐；一些患者甚至千方百计以诱导一吐为快；或过多注意饮食和担心发胖的心理，而主动拒食或过分节食，造成消瘦、营养不良；患者多有饥饿的感觉，但却强迫自己不进食。他们善于研究食物的营养、热量；或隐藏或故意浪费食物。大约 50% 的厌食症者伴贪食症，暴食后又自行诱吐，服减肥药、泻药等，或者大量运动，唯恐自己体重增加，从而导致水电解质紊乱（低血钾、低血钠等）和酸碱平衡失调（代谢性碱中毒）。

（三）治疗

1.刺络拔罐法

方法一：取大椎、肝俞、神道、胆俞、脾俞、胃俞。用三棱针点刺以上诸穴，然后拔罐 15 分钟，每日或隔日 1 次（图 5-105）。

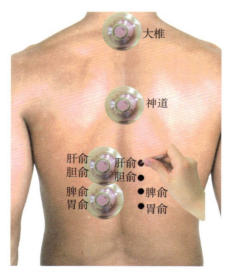

▲ 图 5-105　厌食刺络拔罐法（一）

方法二：取肝俞、脾俞、胃俞、足三里。先以三棱针点刺各穴，然后用闪火法将罐吸拔于点刺的穴位上，留罐 5 分钟，每日 1 次（图 5-106）。

2.梅花针叩刺后拔罐法

选穴：膻中至肚脐（神阙）。先用梅花针从上至下轻叩刺 3～5

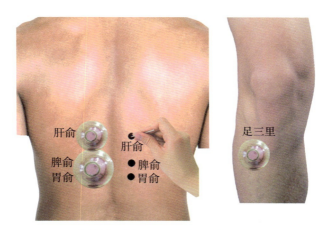

▲ 图 5-106　厌食刺络拔罐法（二）

遍，然后走罐至皮肤潮红为度，再在中脘、神阙穴留罐 10 分钟，每日或隔日 1 次（图 5-107）。

3. 针罐法

选穴：分 3 组，一组为膈俞、胃俞、肝俞；二组为中脘、气海、

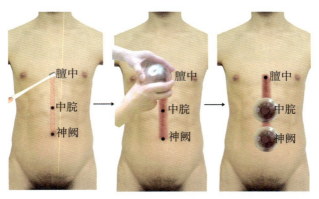

▲ 图 5-107　厌食梅花针叩刺后拔罐法

天突；三组为足三里、三阴交、内关。以上 3 组，每次可选 1 组。先对所选穴位进行常规消毒，用毫针针刺，采用平补平泻手法，取得针感后，用闪火法拔罐，留罐 10～20 分钟，以皮肤出现红色瘀血现象为度。每日 1 次，5 次为 1 个疗程（图 5-108）。

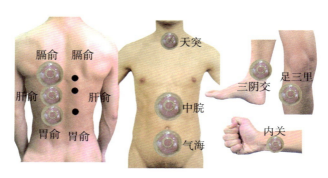

▲ 图 5-108 厌食针罐法

（四）注意事项

本病在拔罐治疗的同时，应调节情志，消除顾虑，注意休息，饮食宜清淡，避免不良刺激。

十八、头痛

（一）概述

头痛是许多疾病中一种极为常见的症状，一般是指头的上半部自眼眶以上至枕下之间的疼痛。可见于西医学内、外、神经、精神、五官科等各种疾病中。在内科临床上多见于感染性、发热性疾病、高血压、颅内疾病、神经官能症、偏头痛等疾病。头痛严重者称为头风。中医学称本病为"头痛"。

（二）临床表现

头痛的部位多在前额、巅顶、一侧额颞，或左或右或呈全头痛而辗转发作，疼痛的性质有昏痛、隐痛、胀痛、跳痛、刺痛或头痛如裂等。头痛每次发作可持续数分钟、数小时、数天，也有持续数周者。

（三）治疗

1. 刺络拔罐法

方法一：取双侧膈俞穴压痛点。三棱针快速刺入，出针后加拔火罐。每穴放出少许血液。可加刺太阳穴、合谷、太冲（图 5-109 和图 5-110）。

方法二：主穴为大椎，配穴为定喘。在常规消毒后，用三棱针刺入上述穴位 0.1～0.2 厘米，随后在大椎穴拔罐 15 分钟，每日 1 次，

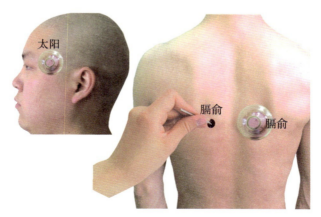

▲ 图 5-109　头痛刺络拔罐法（一）

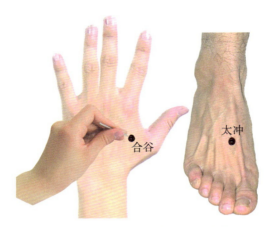

▲ 图 5-110　头痛刺络拔罐法（二）

3 次为 1 个疗程（图 5-111）。

　　方法三：取主穴阿是穴，配印堂、头维、百会、太阳等。坐位或卧位，常规消毒，用弹簧刺血针或三棱针快速点刺穴位深 0.1～0.3

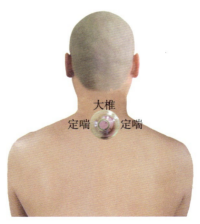

▲ 图 5-111　头痛刺络拔罐法（三）

厘米，再轻揉挤压针刺周围皮肤，令每穴出血 3～5 滴，肌肉丰满处可点刺后拔罐。每日 1 次，5 次为 1 个疗程，疗程间隔 2 日（图 5-112）。

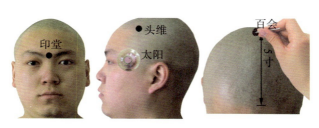

▲ 图 5-112　头痛刺络拔罐法（四）

方法四：取大椎穴，先拔火罐，10 分钟后取下，在拔罐处留下的印迹中，用医用采血针快速均匀点刺 6～12 下，再在原位拔火罐，留罐 10 分钟，出血 2～8 毫升。并辨证选穴针刺：前额疼痛取印堂、中脘；巅顶部疼痛取百会、太冲；后头部疼痛取至阴、透刺双侧风池；颞侧部疼痛取丝竹空透率谷、足临泣；全头空痛取太溪、足三里。每日 1 次，5 次为 1 个疗程（图 5-113 至图 5-117）。

2. 梅花针叩刺后拔罐法

刺激部位：①头部，以前发际为起点，后发际为止点，从前向后，两侧各刺激 5～6 行。②颈外侧部，从下颌骨角后向下至锁骨外 1/3 作一连线，在此线两侧各宽 1 厘米内刺激 3～4 行。③胸部、腰部，从第 1 胸椎向下至第 6 腰椎，以正中线两侧各旁开 3～4 厘米处刺激 3～4 行。④重点刺激部位为头部压痛明显处及有索状物及结节处（图 5-118 至图 5-120）。

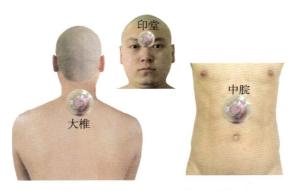

▲ 图 5-113　头痛刺络拔罐法（前额痛）

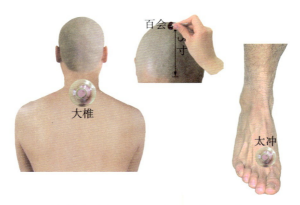

▲ 图 5-114　头痛刺络拔罐法（巅顶痛）

（四）注意事项

治疗应明确诊断，积极治疗原发病。治疗期间调节情志，防止情绪紧张、焦虑和疲劳。饮食清淡，注意休息。拔罐对于血管神经性头痛效果尤为明显。

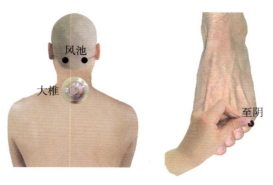

▲ 图 5-115 头痛刺络拔罐法（后头痛）

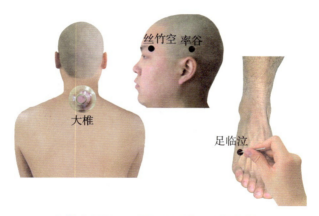

▲ 图 5-116 头痛刺络拔罐法（颞侧痛）

十九、三叉神经痛

（一）概述

三叉神经痛指的是三叉神经分布区反复发作性、短暂性的剧痛。

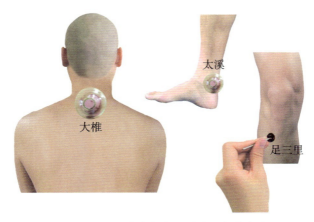

▲ 图 5-117　头痛刺络拔罐法（全头空痛）

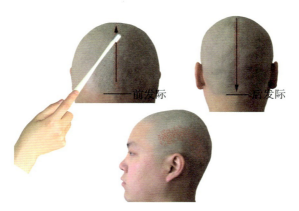

▲ 图 5-118　头痛梅花针叩刺后拔罐法（一）

（二）临床表现

本病表现为面部三叉神经分布区内突然发生闪电样剧痛，常从鼻翼外向上颌，或从口角向下颌放射，呈烧灼、刀割、撕裂样疼痛，

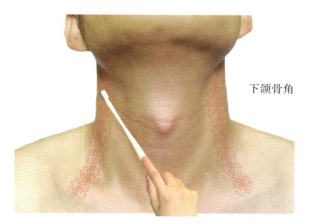

下颌骨角

▲ 图 5-119　头痛梅花针叩刺后拔罐法（二）

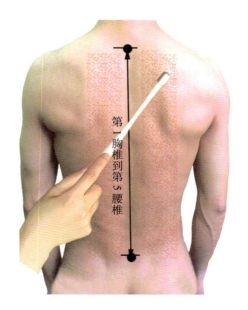

第一胸椎到第 5 腰椎

▲ 图 5-120　头痛梅花针叩刺后拔罐法（三）

常伴病侧面肌抽搐、流涕、流涎，数秒钟或数分钟后自行缓解短暂的极为剧烈的发作性疼痛，尤以第二、第三支为多，且多为单侧。发作短暂，持续1～2分钟，缓解期无痛如常人。疼痛可因触及面部某一点而诱发，该处称为扳机点，如上下唇、口角、鼻翼、颊部、舌等部位。

（三）治疗

1. 刺络拔罐疗法

方法一：分2组，一组为太阳、地仓、攒竹；二组为太阳、颧髎、颊车。先取一组，以太阳透地仓、攒竹。施捻转的泻法1分钟；然后取二组用刺络拔罐法，每罐拔出血量5毫升。每日1次（图5-121）。

方法二：①大椎、风池、合谷、下关、颊车、四白、口禾髎，均取患侧；②阿是穴。先用毫针捻转之泻法，留针15分钟，每5分钟行针1次。出针后在患侧太阳、阳白、颧髎、下关、巨髎处寻找

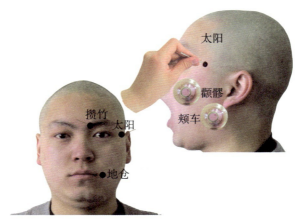

▲ 图 5-121　三叉神经痛刺络拔罐疗法（一）

痛点，任选 2 穴用三棱针点刺 2～3 点（刺入皮下或皮内），然后加火罐于点刺处令之出血 1～2 毫升。每日 1 次或隔日 1 次，10 次为 1 个疗程（图 5-122 和图 5-123）。

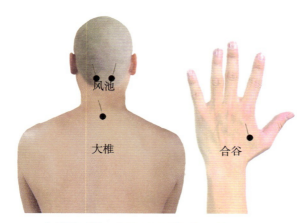

▲ 图 5-122　三叉神经痛刺络拔罐疗法（二）

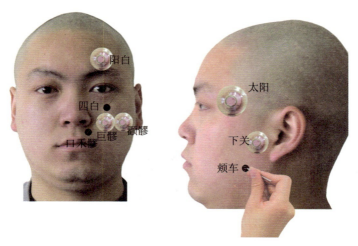

▲ 图 5-123　三叉神经痛刺络拔罐疗法（三）

2. 梅花针叩刺后拔罐法

选穴：下关、太阳、合谷、太冲、肝俞。先在太冲、肝俞穴上用梅花针叩刺至出血，然后诸穴拔罐，留罐 10～15 分钟。每日 1 次（图 5–124 至图 5–126）。

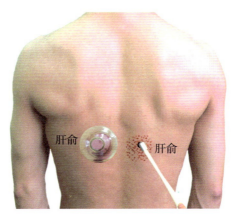

▲ 图 **5–124** 三叉神经痛梅花针叩刺后拔罐法（一）

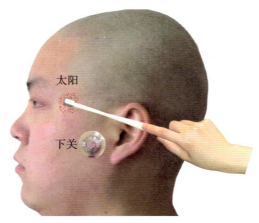

▲ 图 **5–125** 三叉神经痛梅花针叩刺后拔罐法（二）

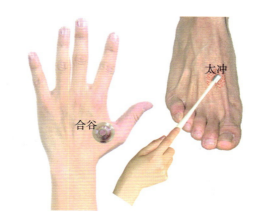

▲ 图 5-126　三叉神经痛梅花针叩刺后拔罐法（三）

3. 针罐法

方法一：主穴为合谷，配下关透迎香、颊车透地仓、风池、太阳，针刺行捻转提插泻法，留针 20 分钟，隔日行背部大椎、肺俞刺络拔罐。用挑刺拔罐法（图 5-127 和图 5-128）。

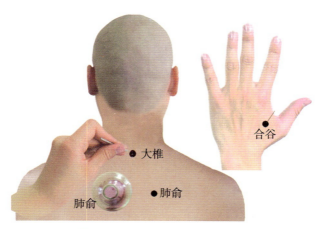

▲ 图 5-127　三叉神经痛针罐法（一）

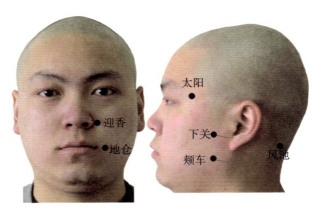

▲ 图5-128　三叉神经痛针罐法（二）

方法二：主穴取合谷、翳风、阿是穴、背部反应点，加减配穴，阿是穴、大椎点刺拔罐，每日1次，每次40分钟，10次1个疗程，疗程间休息3日（图5-129）。

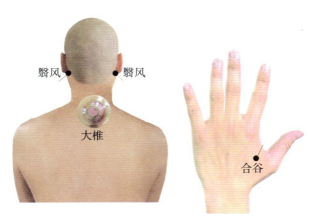

▲ 图5-129　三叉神经痛针罐法（三）

（四）注意事项

原发性三叉神经痛较顽固，应坚持治疗。继发性应查明病因积极治疗原发病。注意休息，避免刺激性食物和受凉。

二十、面肌痉挛

（一）概述

面肌痉挛是指以一侧面神经所支配的肌群不自主的、阵发性、无痛性抽搐为特征的慢性疾病，属于中医学"瘛疭"范畴。

（二）临床表现

本病主要表现为一侧面部肌肉阵发性抽搐，从眼眶周围细小的间歇性肌肉抽搐起逐渐扩散至面及口角，引起同一侧的面部及口角抽搐，少数患者可伴有面部轻微疼痛。本病常在精神紧张时加重，睡眠时症状消失。

（三）治疗

1. 针灸拔罐疗法

取四白、翳风、颊车、合谷、后溪。针刺后溪穴时向劳宫透刺，针用泻法，并选 1~2 对穴通以脉冲电流，施以中等刺激，每次15~20 分钟，每天 1 次，10 次为 1 个疗程，疗程间隔 2~3 日。梅花针刺络拔罐操作：患者俯卧位，患侧风池穴常规消毒，用梅花针叩刺，使之出血后，在叩刺处拔罐 10~15 分钟，并配合针刺患侧申脉穴，隔日 1 次，10 次为 1 个疗程（图 5-130 和图 5-131）。

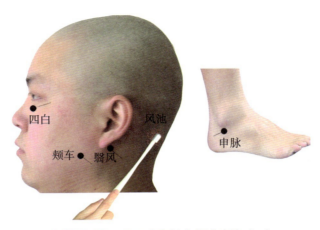

▲ 图 5-130　面肌痉挛针灸拔罐疗法（一）

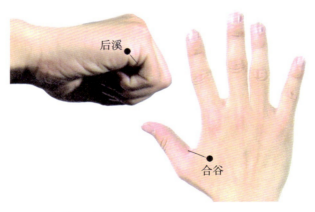

▲ 图 5-131　面肌痉挛针灸拔罐疗法（二）

2. 针刺加刺络拔罐疗法

首先在健侧面部取穴，太阳、下关、颧髎（健侧针感宜轻）、上星、印堂均施捻转补法，四神聪施平补平泻手法，太冲施捻转泻法，然后在患侧阳白、颧髎采用刺络拔罐法，局部常规消毒后，用三棱针点刺 3～5 点，闪火拔罐 5 分钟，令出血 5～10 毫升为宜，针刺得气后留针 30 分钟，每日 1 次，刺络拔罐隔日 1 次（图 5-132 和图 5-133 ）。

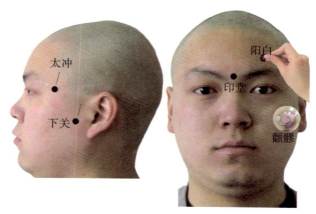

▲ 图 5-132　面肌痉挛针刺加刺络拔罐疗法（一）

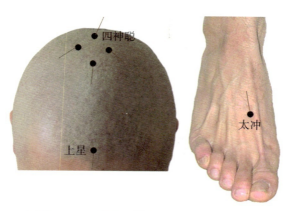

▲ 图 5-133　面肌痉挛针刺加刺络拔罐疗法（二）

3. 针刺加梅花针叩刺拔罐疗法

取攒竹、丝竹空、太阳、下关、颧髎、迎香、听宫、合谷。上述腧穴针刺得气后，加用电针，接于面部肌肉明显抽动的腧穴，缓慢调至针刺部位出现节律收缩并在患者耐受度内。留针20~30分钟。出针后，患者侧卧位，患侧在上，太阳穴常规消毒后用梅花针叩刺出血后拔罐10~15分钟，使之出血1~5毫升，隔日1次，10次为1个疗程（图5-134和图5-135）。

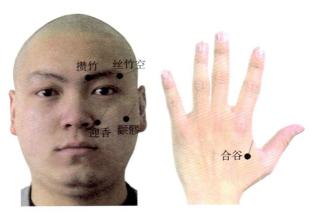

▲ 图 5-134 面肌痉挛针刺加梅花针叩刺拔罐疗法（一）

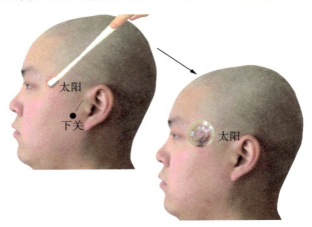

▲ 图 5-135 面肌痉挛针刺加梅花针叩刺拔罐疗法（二）

（四）注意事项

应及早治疗，效果佳。应取患病侧穴位拔罐，可配合局部按摩。

二十一、面神经麻痹

（一）概述

面瘫在现代医学中称为特发性面神经麻痹、面神经炎、bell 麻痹，是指茎乳孔内非化脓性炎症所引起的周围性面神经麻痹。本病又称"口僻""口眼㖞斜"等。

（二）临床表现

本病主要表现鼻唇沟消失，口角下垂，口歪向健侧，患侧不能做蹙额、皱眉、闭眼、露齿、吹哨、鼓腮等动作，上、下眼睑不能闭合，病侧经常流泪、流涎，食物滞留于病侧颊和齿龈之间。其中中枢性面瘫眼裂上部表情肌未受损，故蹙额、皱眉动作不受影响，眼睑可闭合，同时常合并原发病如脑血管意外的临床症状等；周围性面瘫则患侧额纹消失，眼裂增大，鼻唇沟消失，口角下垂，口歪向健侧。

（三）治疗

1. 闪罐法

取风池、攒竹、地仓、颊车、合谷穴，配阳白、四白、承浆、牵正穴。除风池，攒竹毫针刺外，余穴闪罐。酒精棒点燃，放入罐内，对准穴位抽拔，留罐 3～5 分钟（图 5-136 和图 5-137）。

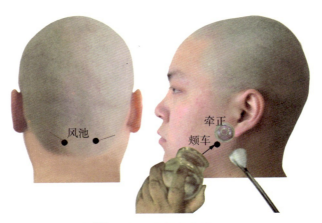

▲ 图 5-136　面瘫闪罐法（一）

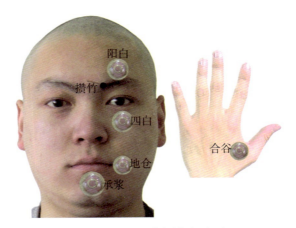

▲ 图 5-137　面瘫闪罐法（二）

2. 刺络拔罐法

　　方法一：取患侧太阳、下关、颊车、地仓穴，侧伏坐位，穴位常规消毒，取小号三棱针对准穴位点刺 2～3 点，深 3～4 毫米，轻轻挤压针孔周围，令出血数滴，用内口直径约 3.5 厘米的小号玻璃火罐，用闪火法拔之，留罐 5～10 分钟。每次取穴 3 个，交替使用，隔日 1 次，3 次为 1 个疗程，疗程间隔 3 日（图 5-138）。

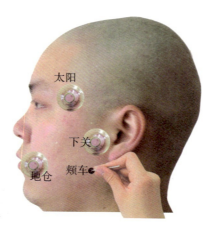

▲ 图 5-138　面瘫刺络拔罐法（一）

　　方法二：主穴为患侧阳白、颧髎、下关、颊车等，配以患侧面部经筋透刺、排刺及随症加减。用主穴 1～2 个，术者双手拇食指对捏至主穴局部皮肤呈暗红色，再消毒用三棱针或 28 号 1 寸毫针点刺 4～5 下，速用闪火拔罐，使其出血 2～4 毫升，留罐 8 分钟，4 个主穴交替使用，每日 1 次，10 次为 1 个疗程。对久病难愈者，宜在后期予隔天 1 次刺络拔罐。经筋透刺，阳白穴以两针向上星、头维透刺，进针 1～1.3 寸，捻转补法；太阳穴以毫针透向地仓穴，进针 2.5～3 寸，捻转补法，地仓穴以毫针透向颊车穴，进针 2.5～3 寸，捻转补法。经筋排刺，沿颊车至地仓穴每间隔 1 寸刺 1 针，入皮肤为度，捻转补法。取双侧风池穴向对侧眼球斜刺入 1.5～2 寸，捻转泻法；双足三里予以提插捻转补法；双阳陵泉直刺 0.8 寸，予提插捻转泻法，令针感下传。以上毫针每日 1 次，留针 20 分钟，10 次为 1

个疗程（图 5-139 和图 5-140）。

3. 梅花针加拔火罐疗法

医者持梅花针叩刺阳白、太阳、四白、牵正、颊车、水沟，再配合口眼周围环形叩刺，使局部轻微出血，用小火罐吸拔 5～10 分钟，隔日 1 次，7 次为 1 个疗程（图 5-141）。

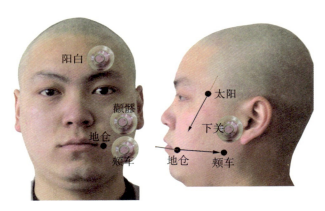

▲ 图 5-139　面瘫刺络拔罐法（二）

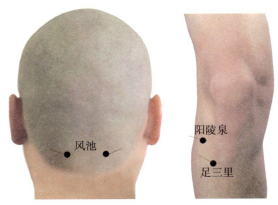

▲ 图 5-140　面瘫刺络拔罐法（三）

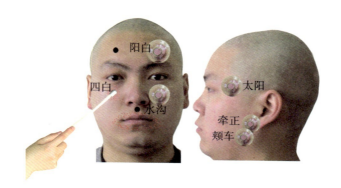

▲ 图5-141　面瘫梅花针加拔火罐疗法

（四）注意事项

应及早治疗，效果较佳。取患病侧穴位拔罐，可配合局部按摩。

二十二、前列腺炎及前列腺肥大

（一）概述

前列腺炎是指由各种原因引起的前列腺组织的炎性疾病。常有葡萄球菌、链球菌、杆菌感染，可经过尿道、淋巴及血液传来。有急、慢性之分。本病属于中医学"淋证""癃闭"范畴。

（二）临床表现

1. 前列腺炎

慢性前列腺炎的症状多样，复杂多变。常见的症状大致有以下几个方面。

（1）**排尿不适**：如尿频、排尿时尿道灼热、疼痛并放射到阴茎头部。清晨尿道口可有黏液等分泌物，还可出现排尿困难的感觉。

（2）**局部症状**：尿道、会阴和肛门处坠胀不适感，下蹲、大便及长时间坐在椅凳上胀痛加重。

（3）**放射性疼痛**：慢性前列腺炎的疼痛并不止局限在尿道和会阴，还会向其附近放射，以下腰痛最为多见。

（4）**性功能障碍**：慢性前列腺炎可引起性欲减退和射精痛，早泄，并影响精液质量，在排尿后或大便时还可以出现尿道口流白。

（5）**其他症状**：可见乏力、头晕、失眠等。

2. 前列腺肥大

症状以夜尿次数增多为明显，小便不通或排尿困难甚至充盈性尿失禁或尿潴留。若并发感染、结石则有尿急、尿痛、血尿。部分患者出现痔疮、疝气、脱肛等并发症。

（三）治疗

1. 刺络拔罐法

方法一：取三焦经下合穴委阳，三棱针刺络拔罐，再刺阴陵泉，三阴交，先泻后补，每日1次（图5-142）。

方法二：取命门、三焦俞或阳关、肾俞或关元、箕门。每次选用1组，三棱针点刺后留罐15分钟。每日或隔日1次（图5-143）。

2. 针罐法

方法一：取中极、水道、阴陵泉、三阴交、头维。上穴常规消毒，用毫针刺之，采用平补平泻的手法，取得针感后，选择适当大小的罐，吸拔于针上，留罐15分钟，待皮肤出现红色瘀血后，起罐

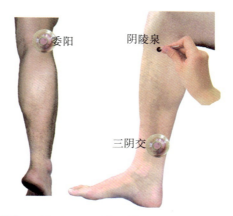

▲ 图 5-142　前列腺炎、前列腺肥大刺络拔罐法（一）

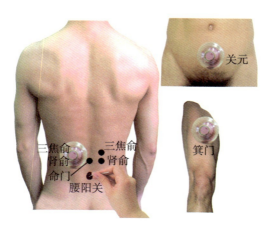

▲ 图 5-143　前列腺炎、前列腺肥大刺络拔罐法（二）

拔针，头维加电脉冲刺激 20 分钟。每日 1 次，3 次为 1 个疗程（图 5-144）。

　　方法二：取关元、天枢、足三里、三阴交、太冲。先针刺关

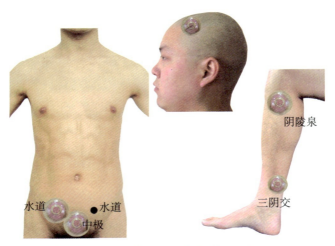

▲ 图5-144　前列腺炎、前列腺肥大针罐法（一）

元、天枢，后拔罐。针关元进针向曲骨方向斜刺2.5～3寸，大幅度刮针，使针感传至前阴部。足三里、三阴交用强刺激捻转提插手法，太冲用平补平泻法，留针30分钟，每5分钟行针1次（图5-145和图5-146）。

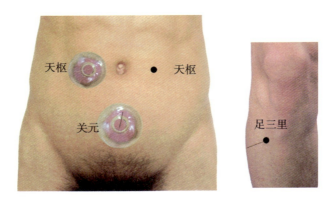

▲ 图5-145　前列腺炎、前列腺肥大针罐法（二）

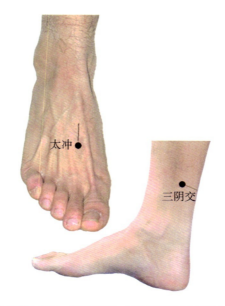

▲ 图 5-146　前列腺炎、前列腺肥大针罐法（三）

（四）注意事项

急性前列腺炎症状明显者，应配合服用中西药物，慢性前列脉炎和前列腺肥大疗程较长，应坚持治疗。

二十三、单纯性肥胖症

（一）概述

肥胖病是一种社会性慢性疾病，是指机体内热量的摄入大于消耗，造成体内脂肪堆积过多，导致体重超常。中医学将肥胖患者称为"肥人"。

（二）临床表现

体重：实测体重超过标准体重 10%～19% 为超重；超过 20% 为肥胖，20%～30% 为轻度肥胖，30%～50% 者为中度肥胖，＞ 50% 者为重度肥胖。

成人标准体重（kg）= [身高（厘米）–100]×0.9

体重指数 = 体重（kg）/ 身高（m^2）

当指数大于 24 时为肥胖。

脂肪百分率（F%）测定：F%=（4.75/D–4.142）×100%。

其中 D（体密度）测算：男性 D=1.0913–0.00116X，女性 D=1.0879–0.00133 X。其中 X= 肩胛角下皮皱厚度（毫米）+ 上臂肱三头肌皮皱厚度（毫米），取右侧，脂肪百分率超过 30% 者即为肥胖。

（三）治疗

1. 火罐法

方法一：取脾俞、胃俞。脾胃湿热配天枢、曲池、内庭、三阴交；脾胃俱虚配中脘、气海、关元、肾俞、足三里；真元不足配肾俞、命门、三阴交、太溪。内庭针刺，余穴采用单纯拔罐法，留罐20～25 分钟。隔日 1 次，10 次为 1 个疗程（图 5–147 至图 5–150）。

方法二：取脾俞、三阴交、足三里。第 1 次配关元、水道；第 2 次配中极、天枢。交替使用。采用单纯拔罐法，留罐 20 分钟，每日或隔日 1 次，10 次为 1 个疗程（图 5–151 和图 5–152）。

2. 留针拔罐法

分 2 组，一组为中脘、天枢、关元、足三里；二组为巨阙、大

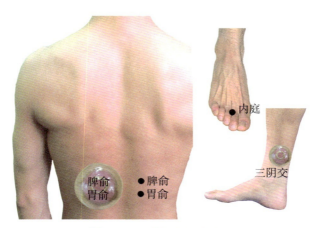

脾俞
胃俞

●脾俞
●胃俞

●内庭

三阴交

▲ 图 5-147　肥胖病火罐法（一）

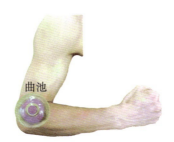

曲池

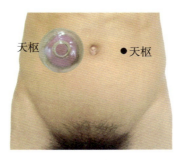

天枢

●天枢

▲ 图 5-148　肥胖病火罐法（二）

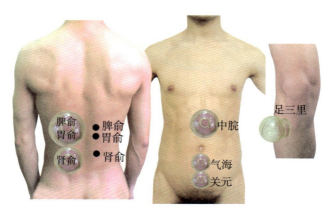

▲ 图 5-149　肥胖病火罐法（三）

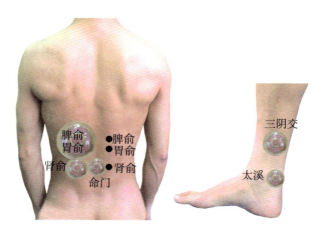

▲ 图 5-150　肥胖病火罐法（四）

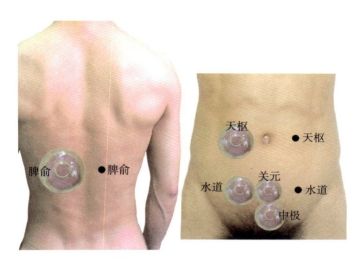

▲ 图 5-151　肥胖病火罐法（五）

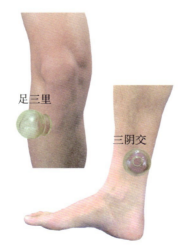

▲ 图 5-152　肥胖病火罐法（六）

横、气海、丰隆、三阴交。先针刺，留针拔罐，留罐 15 分钟。大腿围、臀围较大者，加箕门、髀关。每日 1 次，10 次为 1 个疗程（图5-153 和图 5-154）。

（四）注意事项

治疗前应注意区别单纯性肥胖和继发性肥胖，单纯性肥胖可用拔罐疗法，继发性肥胖进行病因治疗。拔罐期间，配合腹部按摩效果更佳。

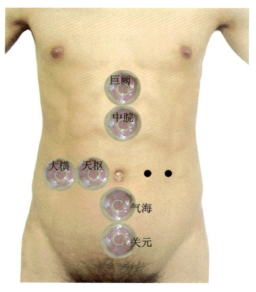

▲ 图 5-153　肥胖病留针拔罐法（一）

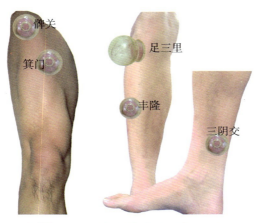

▲ 图 5-154 肥胖病留针拔罐法（二）

第6章　常见外科疾病治疗

一、下肢静脉曲张

（一）概述

下肢静脉曲张是指下肢浅静脉系统处于伸长、蜿蜒而曲张状态，多发生于持久从事站立工作或体力劳动者。现代医学认为，静脉壁软弱、静脉瓣缺陷及浅静脉内压力升高，是引起浅静脉曲张的主要原因。本病属于中医学"筋瘤"范畴。

（二）临床表现

患肢发胀，沉重感，易乏力疲劳。小腿静脉隆起弯曲，甚或成团块。足踝轻度水肿，小腿下部、踝部皮肤萎缩，色素沉着，可有慢性溃疡。

（三）治疗

孟氏中药拔罐疗法

选穴：足三里、三阴交、涌泉、委中、承山。拔罐之前和拔罐之后分别在拔罐的局部外涂中药拔罐液，还可在静脉曲张部位每日涂3次中药拔罐液（图6-1至图6-3）。

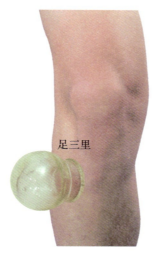

▲ 图 6-1　下肢静脉曲张拔罐疗法（一）

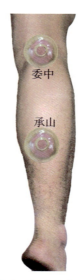

▲ 图 6-2　下肢静脉曲张拔罐疗法（二）

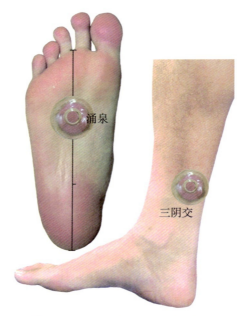

▲ 图 6-3　下肢静脉曲张拔罐疗法（三）

（四）注意事项

适当休息，抬高患肢，避免站立过久。

二、痔疮

（一）概述

　　痔疮是直肠下端黏膜下和肛管皮肤下扩张曲张的静脉团，多见于成年人，主要是肛门静脉回流发生障碍而引起，如怀孕、便秘、腹泻、久坐等。

（二）临床表现

1. 内痔

一期内痔：便血，色鲜红，或无症状。肛门镜检查：齿线上方黏膜隆起，表面色淡红。

二期内痔：便血，色鲜红，伴有肿物脱出肛外，便后可自行复位。肛门镜检查：齿线上方黏膜隆起，表面色暗红。

三期内痔：排便或增加腹压时，肛内肿物脱出，不能自行复位，需休息后或手法复位，甚者可发生嵌顿，伴有剧烈疼痛，便血少见或无。肛门镜检查：齿线上方有黏膜隆起，表面多有纤维化。

2. 外痔

炎性外痔：肛缘皮肤损伤或感染，呈红肿或破溃成脓，疼痛明显。

血栓性外痔肛缘皮下突发青紫色肿块，局部皮肤水肿，肿块初起尚软，疼痛剧烈，渐变硬，可活动，触痛明显。

静脉曲张性外痔排便时或久蹲，肛缘皮有柔软青紫色团块隆起（静脉曲张团），可伴有坠胀感，团块按压后可消失。

3. 混合痔

便血及肛门部肿物，可有肛门坠胀、异物感或疼痛。可伴有局部分泌物或瘙痒。肛管内齿线上下同一方位出现肿物（齿线下亦可为赘皮）。

（三）治疗

1. 刺血拔罐法

取骶部皮肤脉络。先用三棱针点刺，然后拔罐 10～15 分钟，以拔出血 3～10 毫升为度（图 6-4）。

2. 刺络拔罐法

方法一：取腰阳关，患者取俯卧位，皮肤常规消毒，用三棱针对准穴位快速垂直刺入 0.2～0.3 厘米，不提插捻转，随即出针，以出血为佳，再拔罐 10～15 分钟，起罐后消毒创面，纱布包扎。1 周治疗 1 次（图 6-5）。

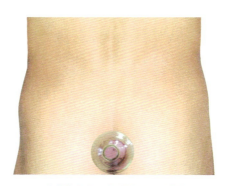

▲ 图 6-4　痔疮刺血拔罐法

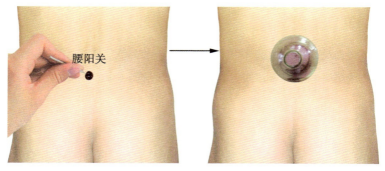

腰阳关

▲ 图 6-5　痔疮刺络拔罐法（一）

方法二：取大肠俞。患者仰卧，两侧大肠俞常规消毒，用三棱针快速刺入 0.5～1 厘米。进针后将针体左右摇摆 5～6 次，使同侧肢体有酸麻胀感时起针，后迅速于针眼处拔罐，留罐 20 分钟。起罐后用酒精棉球压迫止血，胶布固定。每隔 3 日治疗 1 次，3 次为 1 个疗程（图 6-6）。

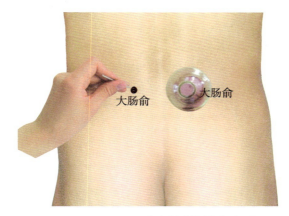

▲ 图 6-6　痔疮刺络拔罐法（二）

方法三：长强穴。患者仰卧，常规消毒，用三棱针挑破络脉后拔罐 10～15 分钟，每天 1 次，5 次为 1 个疗程（图 6-7）。

3. 针挑拔罐法

俯卧，暴露背部，在第七胸椎以下骶部以上，两腋后线之间寻找痔点（圆形或椭圆形，稍突出于皮肤略带色素，针尖大小，压之不退色），无痔点者取大肠俞或周围压痛点，常规消毒后，三棱针挑破痔点皮肤，针的方向与脊柱平行，使创口长约 0.5 厘米，深 0.2～0.3 厘米，可挑出白色透明纤维样物，将其挑断，以挑尽为好。

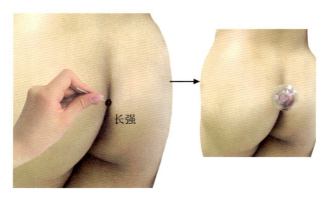

▲ 图 6-7　痔疮刺络拔罐法（三）

再用拔火罐在挑过的痔点上拔出瘀血（约10分钟），起罐后清除瘀血，在挑口上覆盖消毒棉花，创可贴固定。肛周脓肿、炎性外痔、血栓性外痔，可用中草药（芒硝50克，大蓟、石蒜、苦参、大黄各30克，红花20克）水煎熏洗坐浴，每次30分钟（图6-8）。

（四）注意事项

治疗期间配合热水浴效果好。患者平素应多食新鲜蔬菜，忌食辛辣，加强提肛功能锻炼，养成定时大便的习惯，以保持大便通畅，防止便秘。

三、脱肛

（一）概述

脱肛是指直肠黏膜、直肠壁全层和部分乙状结肠向下移位或脱出肛门之外的疾病，又称直肠脱垂。本病属于中医学"脱肛"范畴。

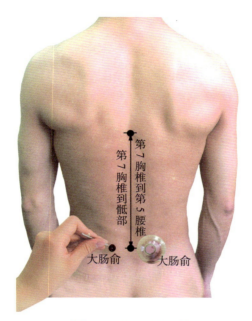

▲ 图 6-8　痔疮针挑拔罐法

（二）临床表现

本病起病缓慢，无明显全身症状。早期大便时可有直肠黏膜充血，水肿或糜烂，伴有血性黏液从肛门流出，刺激肛门周围皮肤导致瘙痒。如身体虚弱，日久致直肠各层组织下移，常因咳嗽，下蹲及行走时脱出，有时不能自行还纳，须用手托或卧床休息方能还纳。由于长期直肠黏膜受到异物刺激，可出现直肠黏膜充血，水肿，表面溃疡，黏液分泌增多，出血，肛门坠胀，酸痛，尿频，腹胀等症状。

（三）治疗

1. 梅花针叩刺拔罐法

取穴：①气海俞、大肠俞、白环俞；②身柱、脾俞、气海俞；③中脘、气海、关元。每次选 1 组，用梅花针叩刺后拔罐 15 分钟，每日或隔日 1 次（图 6-9）。

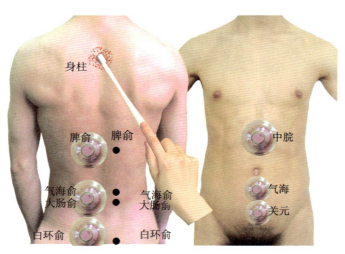

▲ 图 6-9　脱肛梅花针叩刺拔罐法

2. 针刺后拔罐法

取长强穴。用毫针针刺得气后，垫棉垫拔罐 15 分钟，隔日 1 次（图 6-10）。

3. 刺络拔罐法

方法一：在 $L_3 \sim S_2$ 脊柱中线旁开 1.5 寸处的纵线上任选 2 点，用三棱针点刺后拔罐 15 分钟，隔日 1 次（图 6-11）。

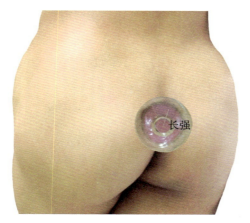

▲ 图 6-10　脱肛针刺后拔罐法

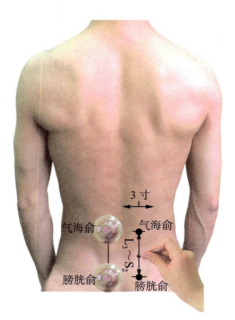

▲ 图 6-11　脱肛刺络拔罐法（一）

方法二：①大椎、肝俞、白环俞；②身柱、脾俞、气海俞；③中脘、气海、关元俞。以上 3 组穴，每次 1 组，用三棱针点刺后拔罐，留罐 10～15 分钟，每日或隔日 1 次（图 6-12）。

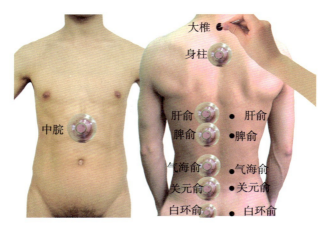

▲ 图 6-12　脱肛刺络拔罐法（二）

方法三：取长强、脾俞、气海、百会。以上诸穴常规消毒后，用三棱针点刺 3～5 下，使之出血，然后立即拔罐于所刺部位，留罐 10～15 分钟，至皮肤出现紫红色瘀血现象或拔出数滴瘀血为止，起罐后擦净血迹。百会穴不宜拔罐，可采取毫针针刺，提插捻转补法治疗。隔日 1 次，10 次为 1 个疗程（图 6-13 和图 6-14）。

4. 针挑拔罐法

选穴：腰骶部阳性点（结节、变色点、怒张小血管等）。先在腰骶部寻找 2～4 个阳性点，局部消毒后用三棱针挑断病理反应点上的皮内、皮下纤维 3～5 根，然后立即拔罐，留罐 10～15 分钟，拔出瘀血数滴或皮肤出现紫红色瘀血现象为止，每周 2～3 次，每次选挑

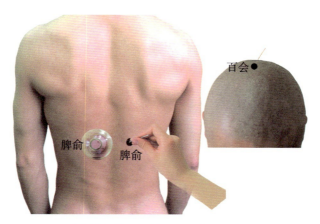

▲ 图 6-13　脱肛刺络拔罐法（三）

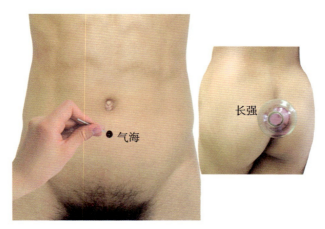

▲ 图 6-14　脱肛刺络拔罐法（四）

2～4 个穴位，10 次为 1 个疗程。

（四）注意事项

严重脱肛者，应配合内服、外用中药等其他疗法。患者应注意充分休息，避免腹压增加的动作，并积极进行提肛锻炼，加强营养，增强体质。

四、乳腺小叶增生症

（一）概述

乳腺小叶增生症是指乳腺小叶实质发生非炎症性散在的结节样良性增生病变。多见于中年妇女。本病属于中医学"乳癖"范畴。

（二）临床表现

乳房胀痛和乳内肿块为主要症状。乳房肿痛或触痛为单侧或双侧，在乳房部位可触及 1 个或数个大小不等的肿块，小者如黄豆，大者可超过 3～4 厘米，以乳房外上象限多见。多数患者具有周期性疼痛的特点，月经前期发生或加重，月经后减轻或消失，可伴月经失调、痛经、心烦易怒等症状。

（三）治疗

孟氏中药拔罐疗法

取膻中、丰隆、太溪、肩井、天宗、肝俞、外关。拔罐之前和拔罐之后分别在拔罐的局部外涂中药拔罐液（图 6-15 至图 6-17）。

（四）注意事项

注意与乳腺恶性肿瘤鉴别，必要时行细胞学或病理学检查以明确诊断。

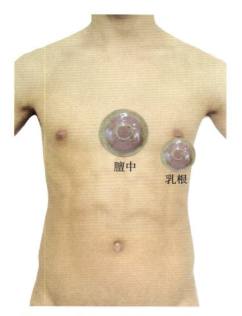

▲ 图 6-15　乳腺小叶增生症拔罐疗法（一）

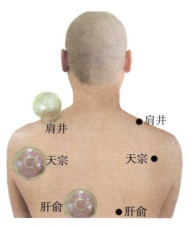

▲ 图 6-16　乳腺小叶增生症拔罐疗法（二）

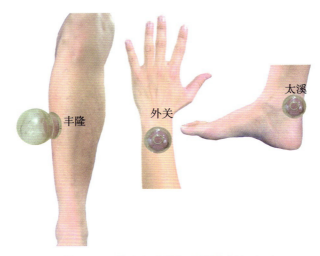

丰隆　外关　太溪

▲ 图 6-17　乳腺小叶增生症拔罐疗法（三）

五、急性乳腺炎

（一）概述

急性乳腺炎是乳房的急性化脓性感染，几乎所有患者都是产后哺乳的妇女，尤其是初产妇更为多见。中医学将其称为"乳痈"。

（二）临床表现

患者多数为哺乳期妇女，尤以未满月的产妇为多见。初起乳房内有疼痛性肿块，皮肤不红或微红，排乳不畅，可有乳头破裂糜烂。化脓时乳房肿痛加重，肿块变软，有应指感，溃破或切开引流后，肿痛减轻。如脓液流出不畅，肿痛不消，可有"传囊"之变。溃后不收口，渗流乳汁或脓液，可形成乳漏。患侧腋下可有臀核肿大疼痛。多有恶寒发热，头痛，周身不适等症。

（三）治疗

1. 刺络拔罐法

方法一：分 2 组，一组为乳根、肩井、膻中；二组为天宗、膏肓、大椎。用刺络拔罐法，留罐 10～15 分钟。每日选用 1 组（图 6-18）。

方法二：①肩井、乳根；②乳房四周、天宗穴；③乳房脓肿局部。取①组穴以及背部相对应的压痛点，先用三棱针在穴位及压痛点点刺出血，后将罐吸拔在穴位上，留罐 15 分钟，每日 1 次。若伴有发热者，加大椎穴，施以刺络拔罐法。亦可取②组穴，行温水罐法，天宗采用毫针罐法，留罐 15 分钟，每日 1 次。若乳房已化脓，选用火针刺入脓肿波动感最明显处，缓慢出针，后选用口径与脓肿相当或较大的罐具，吸拔在刺点上，留罐 2～3 分钟，起罐后擦净脓血，外敷消炎纱条，每日换药 1 次（图 6-19）。

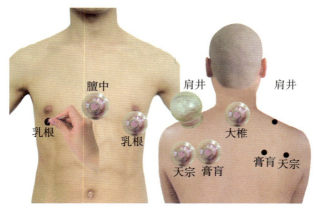

▲ **图 6-18**　**急性乳腺炎刺络拔罐法（一）**

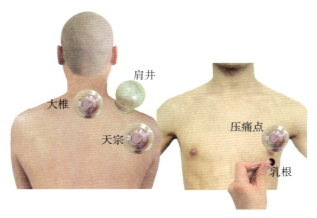

▲ 图 6-19 急性乳腺炎刺络拔罐法（二）

2. 梅花针叩刺后拔罐

方法一：取乳房局部硬结处、乳根、膏肓、神封。发热恶寒配大椎、委中、合谷；腋下淋巴结肿大者配肩井、曲池。先用梅花针叩刺至微出血，后拔罐 10～15 分钟，配穴用三棱针点刺放血 3～4 滴，或再在大椎穴上拔罐。隔日治疗 1 次（图 6-20 至图 6-22）。

方法二：分 2 组，一组为膈俞、膏肓、魄户、曲泽或背部反应点(多见于颈项之间，不高于皮肤，颜色鲜红，指压不退色)1～3 处；二组为局部硬结处，或乳根、膻中、委中、期门、肩井等 2～3 处。第一组穴用三棱针点刺出血不拔罐，第二组用梅花针叩刺，以微出血为度，后拔罐 5～10 分钟，每日 1 次（图 6-23 和图 6-24）。

3. 刺血拔罐法

方法一：取足太阳膀胱经上以肩胛骨内侧上缘为一点，下缘为一点两点连线之中点为穴。轻者只刺患乳对侧穴位，重者取双侧。取 26 号 2 寸毫针与皮肤呈 45°～75° 角刺入，向脊柱方向斜刺 1.5 寸，

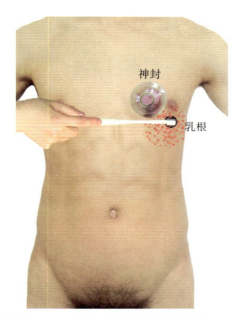

神封

乳根

▲ 图 6-20　急性乳腺炎梅花针叩刺后拔罐（一）

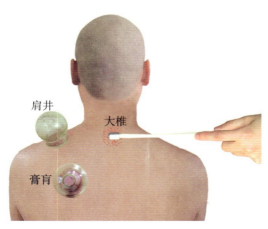

肩井

大椎

膏肓

▲ 图 6-21　急性乳腺炎梅花针叩刺后拔罐（二）

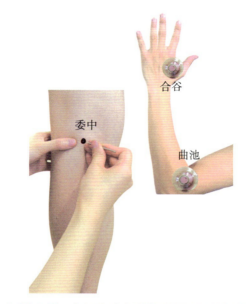

▲ 图 6-22　急性乳腺炎梅花针叩刺后拔罐（三）

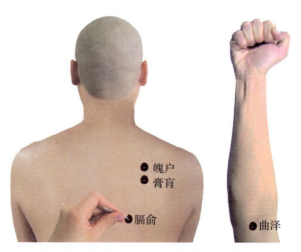

▲ 图 6-23　急性乳腺炎梅花针叩刺后拔罐（四）

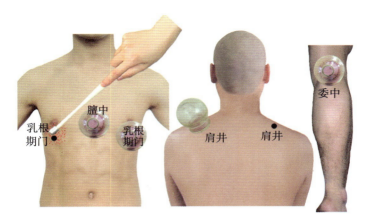

▲ 图 6-24　急性乳腺炎梅花针叩刺后拔罐（五）

快速捻转 30～40 次退针，并摇大针孔，退至皮下时针尖向上、向内下斜刺约 1.5 寸，得气后出针，迅速拔罐 5～7 分钟，针眼处拔出血数滴。每日 1～2 次（图 6-25）。

　　方法二：患乳局部，膺窗、肺俞、乳根、心俞。用三棱针点刺患乳局部中心出血后，拔罐并留罐 10～15 分钟，吸出脓血，每次选 2 个穴点刺出血后拔罐（图 6-26）。

4. 走罐法

　　患侧乳房相对应的背部。在拔罐部位涂一些液状石蜡油，拔罐，沿背部上下移动 4 次，局部见瘀点后取下火罐，每日 1 次（图 6-27）。

（四）注意事项

　　发病后应积极诊断和治疗，以防病情加重，必要时配合使用清热解毒中药和使用必要的抗生素。产后应养成定时哺乳的习惯，注

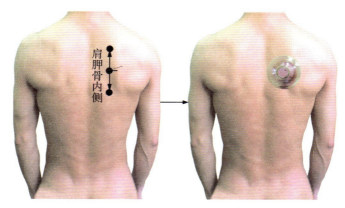

▲ 图 6-25　急性乳腺炎刺血拔罐法（一）

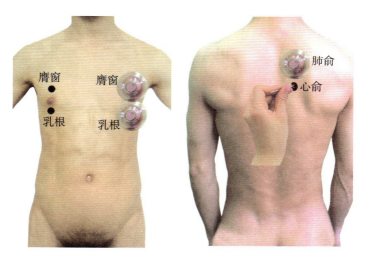

▲ 图 6-26　急性乳腺炎刺血拔罐法（二）

意乳头清洁，产妇乳汁过多，哺乳后尚未排尽时，可用吸乳器或用手挤压按摩，使乳汁排出，防止淤积。

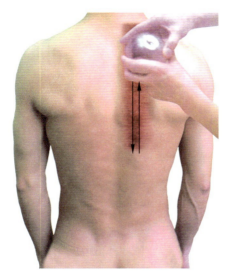

▲ 图 6-27　急性乳腺炎走罐法

六、子宫脱垂

（一）概述

　　子宫脱垂是指子宫从正常位置沿阴道下降，宫颈外口达坐骨棘水平以下，甚至子宫全部脱出于阴道口以外，常合并有阴道前壁和后壁膨出。本病属于中医学"阴挺"范畴。

（二）临床表现

　　阴道内脱出物，轻度不易被注意，重度不能自行回纳，少数严重者可影响行动而卧床。下坠感及腰背酸痛，尤以腰骶深部为甚，可伴有上腹部不适。急性脱垂时可引起下腹剧痛、恶心呕吐、冷汗等。阴道分泌物增加，甚或呈脓性或血性，并可发生排尿困难、尿潴留，甚则引起尿频、尿急、尿痛。可有月经频发、过多部分回纳不佳者可影响性交。

（三）治疗

1. 火罐疗法

气虚者选穴气海、关元、足三里，操作时患者取坐位或仰卧位，选取中口径玻璃罐以闪火法吸拔诸穴5～10分钟，每日1次；肾虚者选穴关元、照海、太溪。操作时患者取坐位，照海、太溪行针刺，余穴选取中口径玻璃罐以闪火法吸拔诸穴5～10分钟，每日1次（图6-28）。

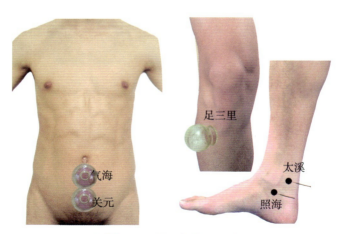

▲ 图6-28 子宫脱垂火罐疗法

2. 刺络拔罐法

分2组，一组为第12胸椎至骶尾椎中线及两侧膀胱经内循线；二组为天枢、中极、胞肓、脾俞。第一组穴用梅花针叩刺或用三棱针点刺后依法走罐，至皮肤潮红为度；第二组穴用单纯拔罐法，或罐后加灸，或用刺络拔罐法，留罐 15～20 分钟。隔日治疗 1 次，10 次为 1 个疗程（图 6-29）。

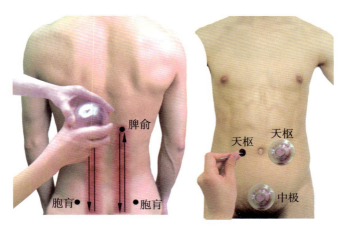

▲ 图 6-29　子宫脱垂刺络拔罐法

（四）注意事项

应避免过劳，防风寒，忌食辛辣燥烈之物，注意小腹保暖，节房事；子宫脱垂严重者，应配合放置子宫托，膝胸卧式及提肛锻炼。

第7章　常见皮肤科疾病治疗

一、痈

（一）概述

痈是指发生于皮肉间多个相邻的毛囊及皮脂腺的急性化脓性炎症。相当于西医的皮肤浅表脓肿、急性化脓性淋巴结炎等，不同于西医所称的痈。

（二）临床表现

初起局部呈现肿、硬的结节，逐渐增大，顶高根束或根盘散漫；疮顶或有脓栓，或有多个脓头，或内有结块；疮色或焮红或微红，或肤色不变；疼痛明显，拒按。随病情发展，肿块由硬变软，疮色焮红，啄痛应指。溃后脓出，质稠色鲜，肿消痛减，腐脱新生。常伴有恶寒发热，全身不适，纳减，尿赤便干，舌苔薄黄，脉弦或滑数。

（三）治疗

1. 刺络（血）拔罐法

方法一：取痈肿处。在痈肿处用三棱针点刺 5 下，点刺后并用火罐连续扣拔 3～4 次，然后静置留罐 10 分钟。适用于痈肿未溃无脓者（图 7-1）。

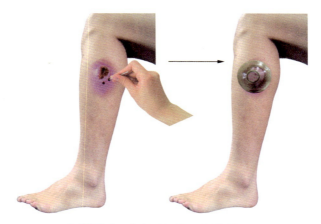

▲ 图 7-1　痈刺络（血）拔罐法（一）

方法二： 头面、颈部感染取第 7 颈椎，以大椎穴为中心；手指及上肢感染选对侧肩胛区（相当于 4～6 胸椎与肩胛骨内缘之间）；足趾、下肢、臀及会阴部感染，选腰骶关节以下，以双上髎穴为中心；胸、腹部在背、腰部相对应处拔罐。治疗部位在腹部以上取坐位，臀及会阴以下取俯卧位。选取治疗部位后，局部消毒，用三棱针轻刺 3 下，随即在针刺部位加拔火罐，留置 10 分钟后取下（图 7-2）。

方法三： ①疖肿局部及周围皮肤；②大椎、身柱，灵台。③组穴先用三棱针点刺放血，然后再拔火罐。如多发性疖肿初期，尚未形成脓肿或仅有小的脓头者，可在疖肿病灶部和周围拔罐。发现有高度充血或瘀血时取罐，如已形成脓肿，拔火罐可起到引流排脓作用，如疮口通畅，用 75% 酒精消毒后，即可将火罐直拔于创口上，

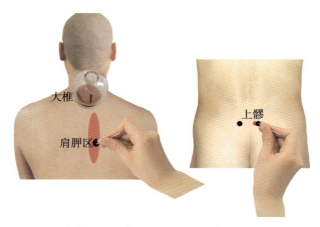

▲ 图 7-2　疖刺络（血）拔罐法（二）

如无创口或创口过小，应先将创口扩大，用火罐吸拔后，不加引流，即能迅速自愈。拔罐时间不宜过长，待脓液及坏死组织全部被吸出，并有新鲜血液流出时，即可将罐子取下，然后用消炎膏和消毒敷料保护伤口（图 7-3）。

方法四：取病变局部、身柱、灵台、合谷、委中。已成脓者，将病变局部严格消毒，用直径约 2 毫米的粗针于酒精灯上烧红后，迅速刺入脓腔中，然后快速拔针（不得刺入过深，以免伤及正常组织），选择消毒好的火罐，相当或略大于脓肿的玻璃火罐，用闪火法将罐扣于脓肿上，针刺点须在罐口之内，留罐 5～10 分钟，至脓血全部吸出并有新鲜血液流出为止，起罐后局部消毒，用消毒敷料保护伤口。然后将身柱、灵台、合谷、委中穴进行点刺放血拔火罐，吸出邪热毒血。隔日治疗 1 次，4～6 次为 1 个疗程。本法适用于疖已溃脓者（图 7-4）。

方法五：取颈、背、腰、臀部取委中穴或阴谷穴及病灶局部，

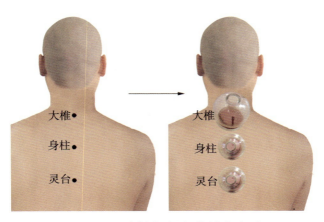

▲ 图 7-3　痈刺络（血）拔罐法（三）

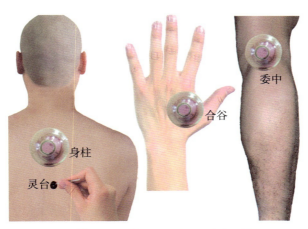

▲ 图 7-4　痈刺络（血）拔罐法（四）

胸腹壁取阳交、局部。选取穴位处明显暴涨的血络，用三棱针直刺出血，血止拔罐 2～3 分钟。再刺红肿局部，待脓血溢出，加拔火罐。若脓肿已成者，可不刺肢体穴位，只刺局部病灶（图 7-5）。

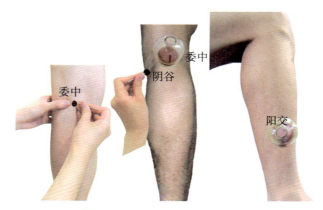

▲ 图 7-5　痈刺络（血）拔罐法（五）

方法六：痈肿未成脓者，局部消毒，用三棱针点刺放血，再用闪火法拔罐 15 分钟，然后艾灸 10 分钟，至周围皮肤红热灼微痛；成脓未溃者，消毒皮肤后，用三棱针点刺放脓，再用闪火法拔罐 15 分钟，至黑色血液流出，再艾灸 10 分钟，至周围皮肤红热灼痛；脓已溃者，不用三棱针点刺，直接用闪火法拔罐 10 分钟，吸出脓液及暗红血液，直至无脓液或暗血液，再艾灸 10 分钟至皮肤灼热。每天 1 次，不用抗生素及其他疗法。

2. 刺脓拔罐法

方法：常规消毒行局部麻醉，用消毒三棱针直刺脓腔中央，脓液可随针眼流出，继之以闪罐法拔罐于针眼处，约 10 分钟后取下火罐，以手按压脓腔，使脓液向针眼处集中，再次拔罐，当日可重复 3 次，必要时可在一个脓腔的 2～3 个不同部位施术，术毕针口消毒，敷以无菌纱布。间隔 1～2 日再施术。术后配合抗生素及中药清热解毒、通乳活络、软坚散结治疗。

（四）注意事项

拔罐后应保持脓腔引流通畅，若引流口被坏死组织阻塞时，可用蚊式血管钳轻扩引流口，并夹出坏死组织。若脓液较稠，引流不畅时，可取 3% 过氧化氢溶液或生理盐水冲洗脓腔，以利排脓。拔罐后的 3～5 日内用鱼石脂软膏外敷，每日换药 1 次，或用药物做成的纱条置于伤口内，隔 1～2 日换药 1 次。在治疗期间，忌食鱼、虾、蟹等发物以及辛辣刺激性食物。对于深部脓肿局部不宜采用拔罐法。若患者高热，可投中药清热解毒之剂，或用抗生素。

二、痤疮

（一）概述

痤疮又名寻常性痤疮，是毛囊皮脂腺结构的慢性、炎症性疾病。中医学称为"粉刺"，是发生于颜面、胸、背等处的一种毛囊、皮脂腺的慢性炎症。

（二）临床表现

青春期开始发病，好发于面部、上胸及背部皮脂腺发达部位，对称分布。皮损为毛囊性丘疹、脓疱、结节、囊肿、黑头粉刺和疤痕，伴有皮脂溢出，呈慢性经过。

（三）治疗

1. 刺络拔罐法

方法一：取大椎穴三棱针点刺，出血处拔火罐 5～10 分钟，每周 1 次，连续 3～4 次（图 7-6）。

　　方法二：取双侧肺俞、膈俞、脾俞、胃俞、大肠俞，背部小红点（在脊柱和膀胱经循行于背部的第二行之间部位选取）。每次取背俞穴 4 个，小红点 2 个，如无小红点则取背俞穴 6 个。局部消毒后，用三棱针刺破皮肤，再将 4 号火罐用闪火法在上述部位拔罐，吸出血液 0.5～1 毫升。每周 2 次，1 个月为 1 个疗程。配用中药：脾胃积热用三黄丸；痤疮感染用连翘败毒丸；肝经风热用桑皮、金银花、黄芩、枇杷叶、海浮石各 10 克，黄连 3 克，生甘草 6 克，夏枯草 12 克，日 1 剂，水煎服。治疗 1～2 疗程（图 7-7）。

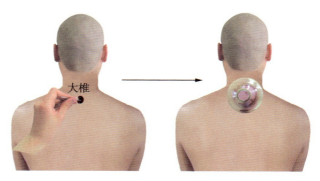

▲ 图 7-6　痤疮刺络拔罐法（一）

　　方法三：神阙、大椎。神阙穴用大号火罐拔罐，留罐 10 分钟。大椎揉捏至皮肤发红，用三棱针点刺 4～5 次，挤出血液数滴，再在该穴拔罐，留罐 5～10 分钟，4～5 日 1 次，3 次为 1 个疗程，共治 3 个疗程（图 7-8）。

　　方法四：取大椎、肺俞、膈俞穴，用三棱针点刺出血少许，用

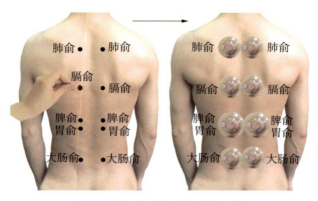

▲ 图 7-7　痤疮刺络拔罐法（三）

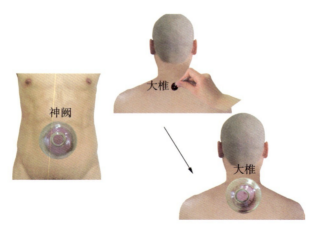

▲ 图 7-8　痤疮刺络拔罐法（三）

大号玻璃罐，以闪火法迅速拔在穴位上，留罐 15～20 分钟，3 日 1
次，7 次为 1 个疗程（图 7-9）。

　　方法五：分 3 组，一组取大椎、至阳和二穴两侧夹脊穴；二组
取身柱、筋缩和二穴两侧夹脊穴；三组取神道、脊中和二穴两侧夹

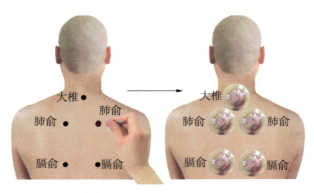

▲ 图 7-9　痤疮刺络拔罐法（四）

脊穴。用三棱针点刺第一组穴后，再用闪火法将玻璃火罐 2 个分别
拔在大椎穴、至阳穴上，留罐 5 分钟后去罐，擦净血迹；第 2 次治
疗时取第二组穴，第 3 次治疗取第三组穴，方法同上。隔 3 日行第 2
次治疗，10 日为 1 个疗程（图 7-10）。

　　方法六：肺热型取肺俞、合谷；胃热型取胃俞、足三里；血热
型取肝俞、太冲。用三棱针快速点刺穴位 3～5 次，然后用闪火法拔

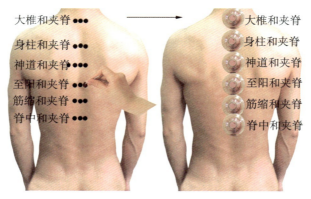

▲ 图 7-10　痤疮刺络拔罐法（五）

罐于其上，使出血适量。同时配合用针刺合谷、足三里、太冲穴，采取疾刺疾出针法，隔日1次，10次为1个疗程（图7–11和图7–12）。

2. 梅花针叩刺拔罐法

背俞穴取肺俞、胃俞、脾俞。用梅花针叩刺，从轻到重，至微

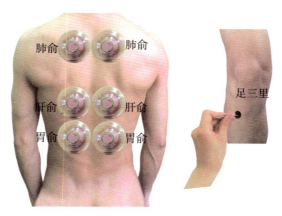

▲ 图 7–11　痤疮刺络拔罐法（六）

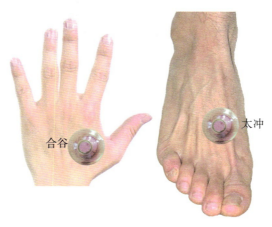

▲ 图 7–12　痤疮刺络拔罐法（七）

出血，然后在各穴拔火罐，留罐 10～15 分钟。再用三棱针点刺耳尖穴挤出血液 3～5 滴。拔罐每日 1 次，叩刺和耳尖放血每 2～3 日 1 次，10 日为 1 个疗程，共治 2 个疗程（图 7-13 和图 7-14）。

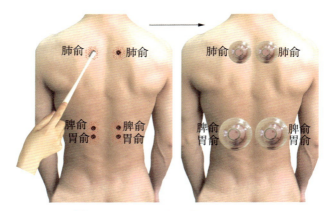

▲ 图 7-13　痤疮梅花针叩刺拔罐法（一）

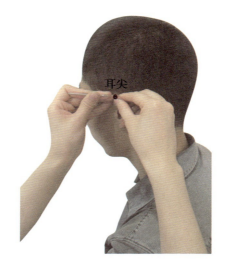

▲ 图 7-14　痤疮梅花针叩刺拔罐法（二）

3. 拔罐与挑治疗法

方法一：取大椎穴，针刺得气后用大号拔火罐拔于穴位 20～30 分钟，每天 1 次。病情顽固者，配合膀胱经走罐、耳尖放血、耳穴压豆。在 $T_{1～7}$ 棘突旁开 5 厘米内找阳性点（灰白色、棕色、暗红色、褐色针尾大小压之不退色的丘疹），如无阳性点可直接在督脉或膀胱经上挑治。用尖端钩的三棱针将皮肤挑破，钩断皮下白色纤维组织，剪断暴露在外的纤维组织，闪火法拔罐，拔出少许血液，消毒棉球覆盖，固定。每次挑 2 点，每周 2 次。均 10 次为 1 个疗程（图 7-15）。

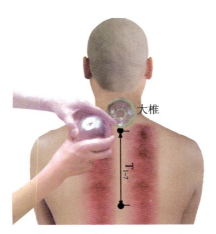

大椎

$T_{1～7}$

▲ **图 7-15　痤疮拔罐与挑治疗法（一）**

方法二：分 2 组，一组为肺俞、膈俞、脾俞；二组为心俞、肝俞、胃俞。均为双侧取穴。患者俯卧于床，消毒背部俞穴，执三棱针对准所选穴位快速挑刺，以微出血为度。继用闪火法分别在所选穴位上拔罐，留罐 10 分钟。起罐后擦净血迹，轻抹抗生素以防感染，两组穴交替使用，隔日 1 次，10 次为 1 个疗程（图 7-16）。

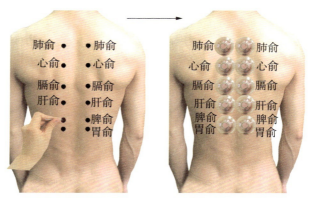

▲ 图 7-16　痤疮拔罐与挑治疗法（二）

4. 锋勾针配合火罐疗法

取第 10 胸椎以上肩背部选压痛最敏感或呈棕褐色的 1～2 疹点（先按摩，可促使疹点出现），行锋勾针勾刺。出针后再拔火罐，使出血 1～2 毫升，起罐。隔日 1 次，10 次为 1 个疗程，疗程间隔 3～4 日。

5. 耳穴贴压加叩刺拔罐疗法

取耳穴面颊、肺、胃、神门、交感、大肠、内分泌、肾上腺。将王不留行贴于上述穴位上，嘱患者每日按压耳穴 3 次，每次 5～10 分钟，每 3 日贴 1 次，两耳交替使用，10 次为 1 个疗程（图 7-17）。

6. 神阙穴拔罐加自血穴位注射疗法

取神阙穴拔罐约 10 分钟，起罐后，该穴有黄水流出，用棉球擦干，并用另一干棉球敷脐上，8 小时取下。自血穴位注射：取双侧足三里穴，在常规消毒下用 5 毫升注射器，抽取肘静脉血 4 毫升，再刺入另一侧足三里穴，如法操作。每周 1 次，2 次为 1 个疗程（图 7-18）。

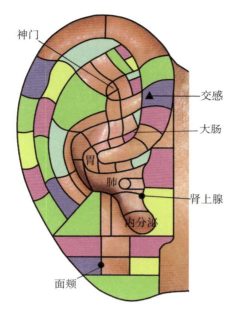

神门

交感

大肠

胃

肺

肾上腺

内分泌

面颊

▲ 图 7-17 痤疮耳穴贴压疗法

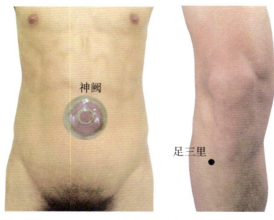

神阙

足三里

▲ 图 7-18 痤疮神阙穴拔罐加自血穴位注射疗法

（四）注意事项

拔罐治疗本病有较好的效果，但患者必须坚持治疗 1～2 个疗程才能收到较满意的效果。在治疗期间，患者应禁忌辛辣刺激性食物，切忌挤压尚未成熟的痤疮，切忌用刺激性较强的香皂洗脸。

三、湿疹

（一）概述

湿疹是由多种内外因素引起的过敏性、炎症性皮肤病。本病属于中医学"浸淫疮"范畴。

（二）临床表现

1.急性湿疹

急性发作，可发生于身体任何部位，全身泛发或局限于一处，常对称分布，皮疹呈多形性，可见红斑、丘疹、丘疱疹、水疱、糜烂、抓痕、结痂等，渗出明显，瘙痒剧烈。

2.亚急性湿疹

急性湿疹治疗不当或未及时处理演变而来，皮疹以小丘疹、鳞屑、结痂为主，可见少量渗出，瘙痒剧烈。

3.慢性湿疹

可由急性或亚急性期反复发作不愈而成，亦可一开始即为慢性湿疹，皮损多局限于一处或多处，局限性或泛发性浸润性肥厚，呈暗褐色或棕色色素沉着，上覆以少量鳞屑或呈苔藓化。

（三）治疗

1. 刺络拔罐法

取大椎、曲池、血海、委中、病变局部。将穴位常规消毒，每穴用三棱针点刺 3～5 下，选择适当大小火罐拔罐，留罐 10～15 分钟，起罐后擦净血迹。然后在皮损局部用三棱针散刺数下，立即拔罐，至拔出适量的瘀血及渗液，起罐后擦净血迹。每周治疗 2～3 次，10 次为 1 个疗程（图 7–19 和图 7–20）。

2. 针刺配合刺络拔罐疗法

方法一：主穴取曲池、百虫窝、合谷、三阴交、行间、内庭，梅花针叩刺皮疹部位。湿热内蕴型配蠡沟、丰隆、肺俞、大椎交替刺络拔罐。血虚风燥型配膈俞、脾俞、足三里；膈俞与大椎刺络拔罐，曲池、合谷、三阴交均直刺，用平补平泻法；百虫窝、行间、内庭均直刺，用捻转泻法。梅花针叩刺皮疹，以中度出血为止。蠡

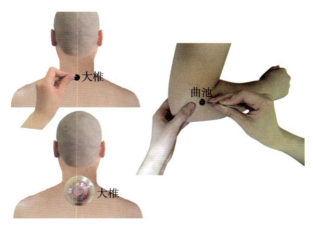

▲ 图 7–19　湿疹刺络拔罐法（一）

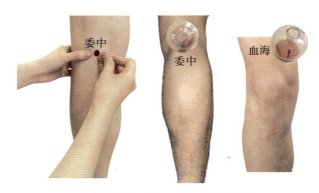

▲ 图 7-20　湿疹刺络拔罐法（二）

沟与皮肤呈 45°角斜刺 0.5～1 寸，行迎随补泻之泻法。丰隆直刺，提插泻法，血海直刺，施提插捻转补法。脾俞向脊椎方向斜刺，捻转补法。每天 1 次（图 7-21 至图 7-23）。

方法二：取大椎、三阴交、曲池、病变局部。以上穴位用毫针针刺，大椎穴中等强度刺激，三阴交、曲池也用强刺激手法，感应

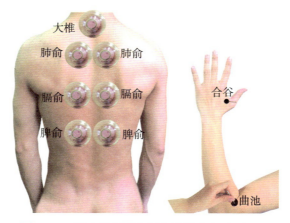

▲ 图 7-21　湿疹针刺配合刺络拔罐疗法（一）

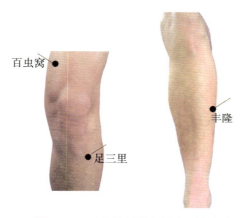

▲ 图 7-22　湿疹针刺配合刺络拔罐疗法（二）

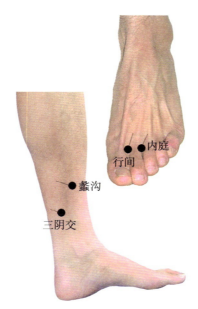

▲ 图 7-23　湿疹针刺配合刺络拔罐疗法（三）

最好能向四周扩散。病变局部常规消毒后，用皮肤针叩刺，使之出血，然后拔罐 5～10 分钟，每周治疗 2～3 次（图 7–24）。

3. 梅花针加火罐疗法

用梅花针均匀叩刺患处，以局部渗血为度，并在患处行走罐疗法，隔天 1 次，7 次为 1 个疗程（图 7–25）。

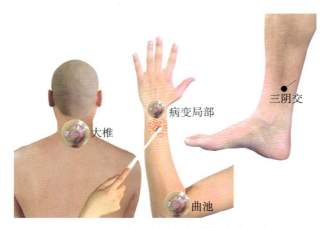

▲ **图 7–24** 湿疹针刺配合刺络拔罐疗法（四）

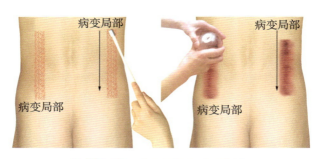

▲ **图 7–25** 湿疹梅花针加火罐疗法

（四）注意事项

急性期皮损要避免局部刺激，如搔抓、肥皂水洗或用力搓擦。

四、荨麻疹

（一）概述

荨麻疹，俗称"风疹块""风疙瘩""风包"等，它既可是一个独立的疾病，又可为许多疾病的症状，其基本特征为全身起红色或苍白色风团，发生、消退都较快，消退后无任何痕迹，起疹时伴搔痒。相当于中医学"瘾疹"。

（二）临床表现

皮肤各处出现数目不定、大小不等红色丘疹，淡红或瓷白，高出皮面，境界清楚，形态不规则，有剧烈的瘙痒，数小时内风团逐渐消失，不留痕迹，但可发生新的风团，此起彼伏，一日内可发生多次，严重者有烦躁、心慌、恶心、腹痛等症状。累及黏膜时可有腹痛、腹泻、呕吐，严重者喉头水肿可引起呼吸困难，出现窒息感。伴有发热、胸闷、轻微头痛等类似感冒症状。

慢性荨麻疹表现为风团反复发作，时多时少，病情缠绵，多年不愈。

（三）治疗

1. 刺络拔罐法

取大椎、血海、肺俞。先用三棱针点刺出血，后拔罐，留罐15～20 分钟。隔天 1 次（图 7-26）。

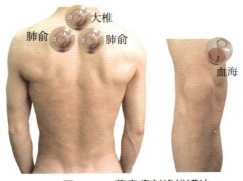

▲ 图 7-26 荨麻疹刺络拔罐法

2. 针刺拔罐疗法

主穴为神阙，配穴为曲池、血海。顽固者配风池、大椎、肺俞等每次配穴 2～3 个，最多不超过 4 个。用闪火法将大号或中号火罐迅速扣在神阙穴上，5 分钟后取下，以同样方法连拔 3 下为一次治疗，余穴针刺并拔罐，每日 1 次，10 次为 1 个疗程。疗程间休息 3 日（图 7-27）。

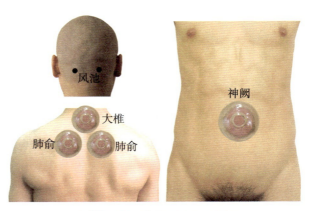

▲ 图 7-27 荨麻疹针刺拔罐法

3.梅花针叩刺拔罐法

方法一：取穴曲池、足三里、血海。血虚受风加三阴交，素体湿盛加阴陵泉，血热受风委中放血，胃肠滞热加天枢穴。梅花针叩刺大椎穴及脊柱两旁，使皮肤微微出血。闪火法背部拔罐并走罐，在梅花针叩刺过的部位拔吸出少量血液。同时配合西药氯苯那敏 10 毫克，每天 3 次；泼尼松 15 毫克，每日 1 次。3 次为 1 个疗程，隔日 1 次（图 7–28 和图 7–29）。

方法二：取伏卧位，予双侧五脏背俞穴依次采用闪罐，每穴约 2 分钟，再留罐 8～10 分钟。最后在双侧膈俞穴局部常规消毒，用梅花针叩刺至隐隐出血状，再用火罐闪罐 5～10 下，吸出 1 毫升左右的血液，将血液擦干净后留罐 5 分钟（图 7–30）。

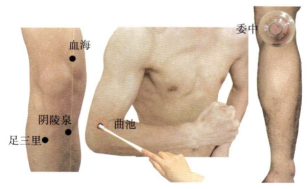

▲ **图 7-28　荨麻疹梅花针叩刺拔罐法（一）**

（四）注意事项

本病要节制饮食，忌鱼、虾、蛋、牛奶等食物，注意休息，避免外界风、寒、湿、热邪侵袭。若荨麻疹出现喉头水肿、胸闷、呼吸困难者应中西医结合抢救。

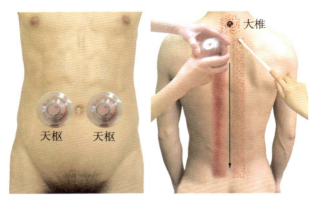

▲ 图 7-29　荨麻疹梅花针叩刺拔罐法（二）

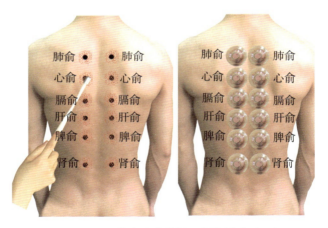

▲ 图 7-30　荨麻疹梅花针叩刺拔罐法（三）

五、白癜风

（一）概述

白癜风是一种后天性局限性皮肤色素脱失病，以皮肤出现大小不同、形态各异的局限性白色斑片而得名。本病属于中医学"白驳风"范畴。病因病机为风夹湿热，壅滞肌肤，或情志内伤，肝气郁结，可导致局部气血失和或气滞血瘀，肌肤滋养受阻而发病。

（二）临床表现

皮损颜色变白，或斑或点，形状不一，无瘙痒。可发生在身体各处，以四肢、头面多见。多见于情志内伤青年。

（三）治疗

1. 刺络拔罐法

方法一：选背部 $T_{3\sim12}$ 两旁的小丘疹。用三棱针挑刺放血，拔罐 10～15 分钟，3 日治疗 1 次，10 次为 1 个疗程（图 7-31）。

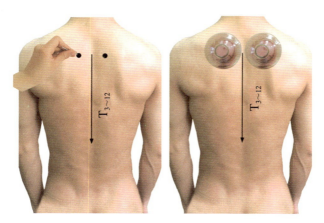

▲ 图 7-31　白癜风刺络拔罐法

方法二：皮损局部。用三棱针由外向内浅刺，以出血为度，后拔罐 20 分钟，或在皮损区涂补骨脂酊，后拔罐 15～20 分钟。隔日 1

次，10次为1个疗程。

2. 梅花针叩刺后拔罐法

方法一：取病损局部。先取一片白斑，用梅花针叩刺微出血，后用电动拔罐仪吸附15分钟，每周治疗1次（图7-32）。

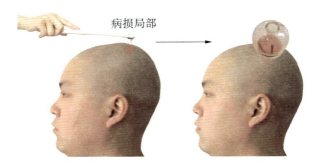

病损局部

▲ 图7-32　白癜风梅花针叩刺后拔罐法（一）

方法二：取肺俞、心俞、膈俞、肝俞、侠白、三阴交、血海。用梅花针叩刺皮损局部，再配2个穴位叩刺出血，拔罐并留罐10～15分钟（图7-33和图7-34）。

方法三：取病变部位、脾俞、中脘。病变部位用梅花针叩刺，后旋转移动罐至皮肤发红；脾俞、中脘用单纯拔罐法，留罐15～20分钟。起罐后，均用艾条温和灸5～10分钟。每日1次，5次为1个疗程（图7-35）。

3. 刺血灸罐法

方法：取侠下穴（肱二头肌外侧缘中1/3与下1/3交界处稍上方）、癜风穴（中指末节鱼腹下缘正中之指间关节横纹稍上方）。取侠下穴，局部消毒后，以三棱针点刺，后立即拔罐，以出血为宜。每周1次，

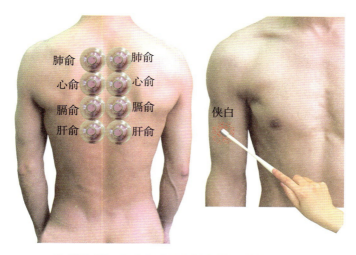

肺俞　　肺俞
心俞　　心俞
膈俞　　膈俞
肝俞　　肝俞

侠白

▲ 图 7-33　白癜风梅花针叩刺后拔罐法（二）

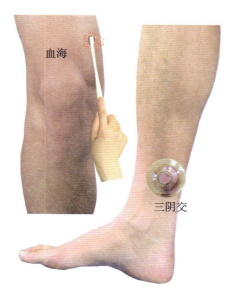

血海

三阴交

▲ 图 7-34　白癜风梅花针叩刺后拔罐法（三）

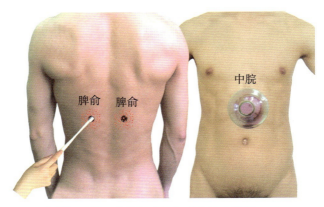

▲ 图7-35　白癜风梅花针叩刺后拔罐法（四）

两侧交替进行。每次治疗后灸单侧癜风穴，每次灸3壮，不发疱。灸药处方：五倍子、桑叶、威灵仙、当归、川芎、白蔻仁各100克，石菖蒲、白芥子各30克，全蝎10克，共研细末（图7-36和图7-37）。

（四）注意事项

拔罐治疗本病，效果一般，如配合以药物外敷，则疗效较佳。在治疗期间，患者应根据情况注意忌口，忌食辛辣及腥发食品，并避免高温作业及日晒，避免恼怒急躁，保持情绪舒畅，并在痊愈后尚应治疗一段时间，以防疾病复发。

六、银屑病

（一）概述

本病病因及发病机制尚不清楚，目前多认为本病是在遗传基础上受到各种因素激发而引起的自身免疫性疾病。又称牛皮癣，因其

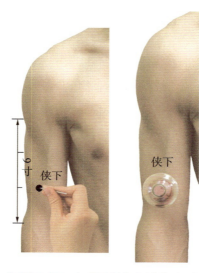

▲ 图 7-36　白癜风刺血灸罐法（一）

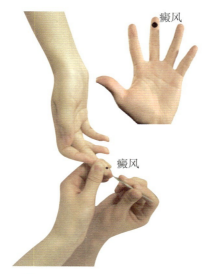

▲ 图 7-37　白癜风刺血灸罐法（二）

以患处表面覆盖银白色的鳞屑为主要症状，故名银屑病。

（二）临床表现

起病缓慢，好发于头皮、四肢伸侧，以肘关节面多见，常泛发全身。皮损初起为针尖至扁豆大的炎性红色丘疹，常呈点滴状分布，迅速增大，表面覆盖银白色多层性鳞屑，状如云母。鳞屑剥离后，可见薄膜现象及筛状出血，基底浸润，可有同形反应。陈旧皮疹可呈钱币状、盘状、地图状等。部分患者可见指甲病变，轻者呈点状凹陷，重者甲板增厚，光泽消失。或可见于口腔、阴部黏膜。发于头皮者可见束状毛发。本病易于复发，有明显季节性，一般冬重夏轻。

（三）治疗

1. 刺络拔罐法

选穴： ①大椎、风门、肝俞、膈俞；②肺俞、脾俞、身柱、血海。先用三棱针点刺穴位，后拔罐，留罐15～20分钟，每日或隔日1次，每次1组穴（图7-38）。

2. 挑刺拔罐配合针刺疗法

主穴取脾俞、肺俞、膈俞；在面部配合谷；腰背及颈部配委中；头部配百会；上肢配曲池、外关等；下肢配血海、风市等。每次取1主穴，局部常规消毒后，用三棱针挑刺，出血后，用消毒干棉球擦去血迹，取中号玻璃火罐，在针刺穴处拔罐，可从针孔拔出少量血液10～15毫升，再用棉球擦去即可。再取配穴，常规消毒后，用30号毫针刺入，得气后行捻转手法，短促行针。每日1次，10日为1个疗程，疗程间隔5日（图7-39至图7-41）。

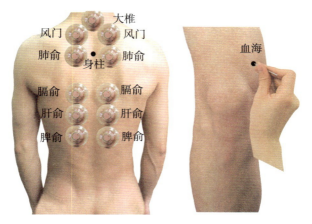

▲ 图7-38　银屑病刺络拔罐法

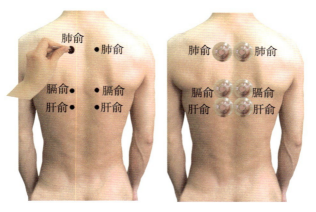

▲ 图7-39　银屑病挑刺拔罐配合针刺疗法（一）

（四）注意事项

本病为慢性顽固性疾病，宜坚持治疗。拔罐治疗本病可起到部分疗效，还可配合其他疗法，如药物外敷、内服、针刺等，则疗效

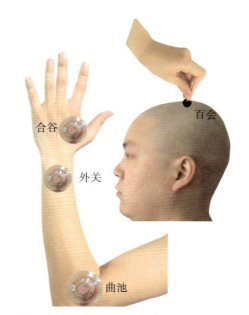

▲ 图 7-40 银屑病挑刺拔罐配合针刺疗法（二）

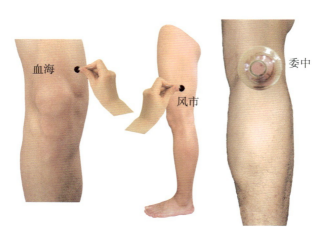

▲ 图 7-41 银屑病挑刺拔罐配合针刺疗法（三）

更佳。患者在治疗期间应避免寒冷潮湿及感冒，适应气候变化，加强保护，忌食辛辣腥膻之品，沐浴适度，切忌烫洗，防止病情加重。

七、带状疱疹

（一）概述

带状疱疹是水痘－带状疱疹病毒感染所致，在机体免疫功能低下时，病毒繁殖活动导致受侵的神经节发炎、肿胀、坏死，产生神经痛及沿神经分布的群集性丘疹、水疱。中医学称为蛇串疮，是因为肝脾内蕴湿热，兼感邪毒所致，以成簇水疱沿身体一侧呈带状分布，排列宛如蛇行，且疼痛剧烈为特征的皮肤病。

（二）临床表现

本病好发于胸背、面、颈、腰腹部等，发病前常有轻度发热、疲倦乏力、全身不适、皮肤灼热疼痛等症状，也可无前驱症状直接发病，出现单侧发疹，沿皮肤神经分布，出现于身体的某一侧，排列成带状，刺痛，局部出现不规则红斑，随之在红斑上多生粟粒至绿豆大成群皮疹，迅即变为水疱，澄清透明，疱群间皮肤正常；疱疹发生于三叉神经眼支者，可以发生结膜及角膜疱疹，导致角膜溃疡而引起失明，侵犯面神经和听神经时，出现耳壳及外耳道疱疹，可伴有耳及有乳突深部疼痛、耳鸣、耳聋、面神经麻痹及舌前 1/3 味觉消失。皮疹消退后可留色素沉着。有些患者可在皮疹完全消退后仍遗留神经痛。

（三）治疗

1. 刺络拔罐法

方法一：以疱疹皮损部位的边缘为准取穴，热甚者加用双侧阳陵泉，湿热型配用双侧阴陵泉，气滞血瘀型者可配用局部阿是穴，或在皮损周围进行三棱针点刺，每日 1 次，10 次为 1 个疗程（图7-42）。

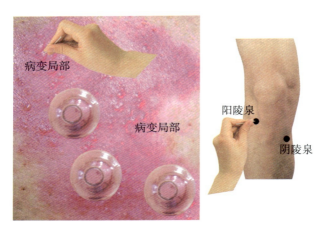

病变局部

病变局部

阳陵泉

阴陵泉

▲ 图 7-42　带状疱疹刺络拔罐法（一）

方法二：疮面常规消毒，毫针快速针刺疮面，微微出血为度，拔罐约 15 分钟，拔出污黑血水，再用雄蜈散（蜈蚣、雄黄、冰片、明矾各等分，研成极细末）酒调成糊状敷于疮面，每日 1 次（图7-43）。

方法三：常规消毒，用三棱针点刺，将带状疱疹的小疱全部刺破，放出疱内液体，再用闪火拔罐法将罐留于患处 15 分钟，使其出血，取罐后再用消毒棉球擦净，治疗后患处不需消毒和上药处理，

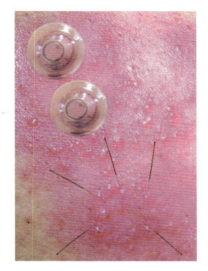

▲ 图 7-43　带状疱疹刺络拔罐法（二）

视其轻重，1～2 日 1 次。

2. 皮肤针叩刺与拔罐疗法

用皮肤针七星针头沿皮损带往返叩刺，先轻手法叩刺至局部皮肤发红，再用重手法着重叩刺皮损局部，使水疱破裂，局部出血为止。然后立即拔火罐于皮损部，不便用火罐者，可用抽气罐吸拔于局部。留罐 10～15 分钟。隔天 1 次（图 7-44）。

3. 粗针透刺加拔罐法

首诊取督脉大椎至中枢，用梅花针自上向下重叩 3 遍，使皮肤微出血。然后自上向下走罐，使出血量达 5～10 毫升；次日用直径 1 毫米的粗针刺神道透至阳，留针 1 小时，每 10 分钟行针一次，泻法，强刺激。除第 1 次治疗外均单用粗针透刺，每日 1 次（图 7-45）。

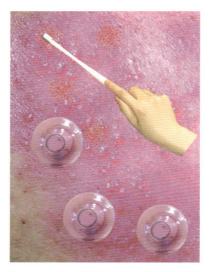

▲ 图 7-44　带状疱疹皮肤针叩刺与拔罐疗法

4. 紫草膏加点刺拔罐法

在病灶四周消毒，以疱疹皮损部位的边缘为准刺点，点刺完毕，在其上用闪火拔罐法拔罐，留罐 10～15 分钟，并拔出少量血液，起罐后用干棉球将血污擦净，搽上紫草膏（紫草 50 克，丹皮、黄连各 30 克，水煎取液 300 毫升，滤净后加入芒硝 20 克，冰片、青黛各 10 克，调成糊状，再辅以蜜、蜡制成膏剂），每日 1 次。

5. 点刺拔罐加药物法

疼痛点常规消毒，用三棱针点刺 10～20 次，点刺出血，再用火罐于点刺区域拔罐 20 分钟，每次以拔出紫暗色血液 10～30 毫升为宜。并用龙胆泻肝汤加味：龙胆草、茯苓、车前子、大青叶、金银花各 15 克，栀子 12 克，黄芩、泽泻、柴胡、连翘各 10 克，甘草 6

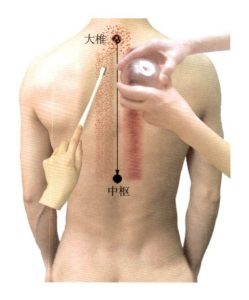

大椎

中枢

▲ 图 7-45　带状疱疹粗针透刺加拔罐法

克。随症加减，每日 1 剂水煎服。外用二味拔毒散（白矾、雄黄等份研末），用生理盐水清洁局部，用冷茶水调成糊状，直接涂于患处；损伤有渗出者用药粉直接撒于患处。

6. 围针刺叩刺拔罐法

在原发病灶疼痛部位，或疼痛涉及所循经脉部位，经严格消毒后，在疼痛部位外围 2～3 厘米处，用 30 号 2 寸毫针，针呈 40°～45° 方向斜刺，针尖指向疼痛部位中心区，用 4～8 根针呈圈状，双手捻转运针泻法，轮流运针 10 分钟后起针；再在疼痛部位用七星针叩刺后拔火罐，胸背头面及腋部，应注意针刺深度，以免损伤脏器、血管等。头面部配百会、列缺穴；上肢配曲池、外关穴；下肢配阳陵泉、阴陵泉、三阴交；腰背部配大椎、肝俞穴；胸腹部配膻中、关元穴。2日1次，5次为1个疗程（图7-46）。

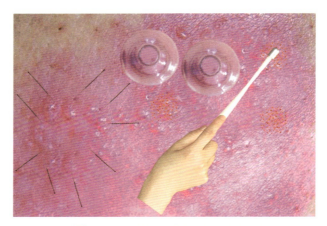

▲ 图7-46　带状疱疹围针刺叩刺拔罐法

八、神经性皮炎

（一）概论

　　神经性皮炎是一种常见的慢性皮肤神经功能障碍性皮肤病。中医学称之为"牛皮癣""摄领疮"。

（二）临床表现

　　本病多见于成年人，好发于项后两侧、肘膝关节，但亦可发于眼周和尾骶等处。皮损初起为正常皮色或淡红色扁平丘疹，呈圆形或多角形，密集成片，边缘清楚。日久局部皮肤增厚、干燥粗糙、纹理加深，形成苔藓样变，表面有少许鳞屑。自觉阵发性剧烈瘙痒，尤以夜间及安静时为重。本病病程较长，常数年不愈，发展及扩大到一定程度后就长期不变，也有的在数周内自行消退而不留任何痕迹，但易反复发作。

（三）治疗

1.刺络拔罐疗法

方法一： 先用梅花针对患处由内至外，由轻至重叩打，有微血渗出，拔火罐 15 分钟，随后艾柱灸 1 柱，再涂敷蜈矾膏。最后取双侧耳背近耳轮处的静脉割刺放血，1 周 1 次（图 7-47）。

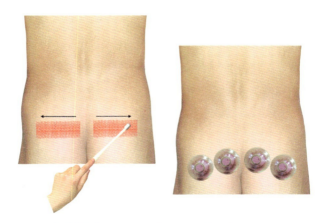

▲ 图 7-47　神经性皮炎刺络拔罐疗法（一）

方法二： 取阿是穴、大椎、风门。先用梅花针由里向外叩刺阿是穴，用三棱针点刺大椎、风门穴，均以微出血为度，后拔罐 5～10 分钟，隔日 1 次，5 次为 1 个疗程（图 7-48）。

方法三： 取病灶局部、耳背静脉。先用梅花针在病灶局部弹刺数

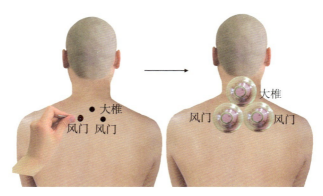

▲ 图 7-48　神经性皮炎刺络拔罐疗法（二）

下，至皮肤出现散在出血点，立即在局部拔罐，留罐 10～15 分钟，拔出瘀血 1～10 毫升。揉搓耳郭至充血发红，用三棱针点刺耳背静脉 2～3 下，挤出数滴瘀血。每周治疗 2～3 次，10 次为 1 个疗程（图 7-49）。

方法四：局部皮肤用 75% 酒精消毒，小面积用七星针在患部叩打，大面积用滚筒式皮肤针在局部滚，至局部微出血或出血，较平的部位加拔火罐，隔日 1 次，5 次为 1 个疗程。

2. 火针加火罐疗法

以病变皮损区域为治疗点。先消毒皮肤，取中等火针在酒精灯上烧至通红，迅速刺入皮损皮肤，约一二分深。留针 2 秒左右出针。相距 1.5 厘米左右刺 1 针，针数视皮损大小而定，在皮损内刺遍。针后用火罐吸附，使其出血，每罐出血 5～10 毫升。初次治疗每隔 2 日 1 次，缓解后每隔 3～5 日 1 次，5 次为 1 个疗程。

（四）注意事项

调节情绪，保持心情舒畅。忌辛辣腥膻，醇酒厚味。皮损处尽

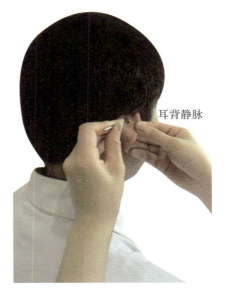

耳背静脉

▲ 图 7-49　神经性皮炎刺络拔罐疗法（三）

量避免日晒、搔抓、摩擦、肥皂等酸碱物的刺激。

九、脂溢性皮炎

（一）概述

　　脂溢性皮炎又称脂溢性湿疹，是在皮脂溢出症的基础上，由于内外因素刺激，而造成的皮肤炎症性反应。本病属于中医学"白屑风""油风""面游风"范畴。

（二）临床表现

　　好发于头面、鼻唇沟、耳后、腋窝、上胸部、颈部、脐窝及腹股沟等皮脂溢出部位。皮损处多为淡红色或黄白色如钱币状斑片，上覆油腻性鳞屑或痂皮。干性皮脂溢出，多见干燥脱屑斑片。自觉瘙痒。多有精神易兴奋，皮脂分泌异常或有偏食习惯。

（三）治疗

孟氏中药拔罐疗法

取穴风池、百会、四神聪、完骨。拔罐之前和拔罐之后分别在拔罐的局部外涂中药拔罐液（图 7-50）。

（四）注意事项

注意局部卫生，防止烫洗和搔抓。感染严重者可配合中西药物。

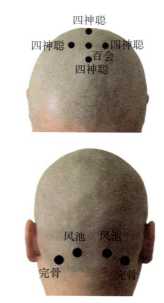

▲ 图 7-50 　脂溢性皮炎拔罐疗法

十、皮肤瘙痒症

（一）概述

皮肤瘙痒症是指皮肤瘙痒及因瘙痒而引起的继发性损害的一种皮肤病，是一种血管神经功能障碍性皮肤病，是其他疾病的一个症状表现。好发于老年及成年人，多见于冬季。中医学认为本病多因湿热蕴于肌肤，不得疏泄，或血虚风燥所致。

（二）临床表现

全身性瘙痒症，呈阵发性瘙痒，程度可轻重不同，多数患者在晚间或入睡时瘙痒难忍，全身各处可见抓痕、表皮剥脱、血痂和色素沉着等。有的皮肤瘙痒症可见于秋冬季，称为冬季皮肤瘙痒症。

局限性瘙痒症，常见于肛门区、女阴区。

（三）治疗

刺络拔罐法

选穴：大椎、风门、肝俞、身柱、肺俞、心俞、脾俞。常规消毒后，用三棱针点刺后拔罐，留罐 10～15 分钟，每日或隔日 1 次（图 7-51）。

（四）注意事项

本病应禁严重搔抓，以防皮肤搔破，引起感染。伴有原发病者，积极治疗原发病。

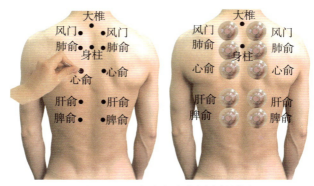

▲ 图 7-51 　皮肤瘙痒症刺络拔罐法

十一、黄褐斑

（一）概述

黄褐斑俗称"肝斑""妊娠斑"，是一种以面部发生黄褐斑片为特征的色素代谢异常的皮肤病。妊娠 3～5 个月的妇女尤为多见。本病属于中医学"黧黑斑""面尘"等范畴。病因病机为情志失调，化火伤阴；饮食失节，湿热熏蒸头面；劳欲过度，虚火上炎。

（二）临床表现

多见于女子，常发生在额、眉、颊、鼻、唇等颜面部。面部皮肤为黑斑，平于皮肤，色如尘垢，淡褐或淡黑，无痒痛。

（三）治疗

1. 针刺后拔罐法

选穴：气海、肾俞（双）、肝俞（双）。先用毫针平补平泻法针刺，得气后不留针。起针后，拔罐 10～15 分钟。起罐后，再用艾条温灸

5～10 分钟，同时再用毫针针刺迎香（双），留针 15～30 分钟，艾炷
灸患部中央 3～7 壮（无瘢痕灸）。每日或隔日 1 次，7 次为 1 个疗程
（图 7–52）。

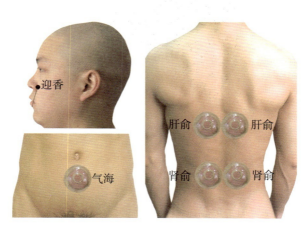

▲ 图 7–52　黄褐斑针刺后拔罐法

2. 刺络拔罐及耳压疗法

取耳背部静脉用眼科手术刀点刺出血 3 滴；用梅花针在大椎和两
个肺俞三角区内叩刺，每次选 1～2 个叩刺点形成 15 个出血点，叩刺
后用 2 号玻璃罐闪火法拔罐，出血量小于 1 毫升。耳穴贴压用王不留
行贴压于耳穴卵巢、子宫、神门、大肠、肝、内分泌、皮质下、肾上
腺、枕、褐斑点（颈椎与枕之中点），每日按压 3～4 次，每次取 6～7
穴，两耳交替。均隔日 1 次，10 次为 1 个疗程（图 7–53 至图 7–55）。

3. 梅花针叩刺加拔罐疗法

取华佗夹脊穴、督脉大椎至命门共 11 穴、膈俞、肺俞。用梅花
针沿华佗夹脊穴叩刺由上至下，手法由轻至重，由慢到快，以局部

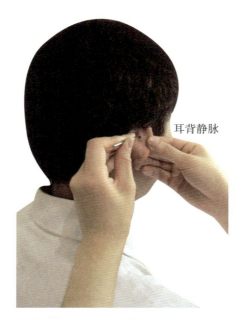

耳背静脉

▲ 图 7-53　黄褐斑刺络拔罐（一）

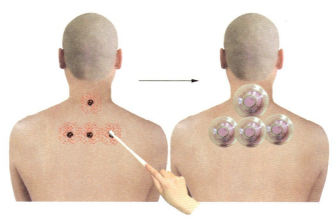

▲ 图 7-54　黄褐斑刺络拔罐（二）

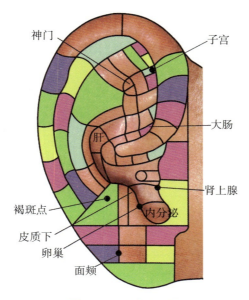

神门

子宫

大肠

肝

肾上腺

褐斑点

内分泌

皮质下

卵巢

面颊

▲ 图 7-55　黄褐斑耳压疗法

皮肤潮红为度。然后再从大椎叩至命门。接着用小号玻璃罐用闪火法沿华佗夹脊以及大椎至命门上下游走拔罐 1～2 次。肺俞与膈俞用梅花针治疗后拔罐 15 分钟。每日 1 次，10 次为 1 个疗程（图 7-56）。

（四）注意事项

继发于其他疾病的黄褐斑，应积极治疗原发病。

十二、雀斑

（一）概述

雀斑是常见的黑色素增多而形成的淡褐色米粒样大小的斑点皮

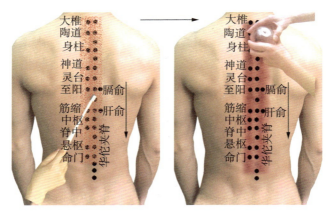

▲ 图 7-56　黄褐斑梅花针叩刺加拔罐疗法

肤病。好发于面部。本病较多见于皮肤较白的女性，男性也有发生。本病病因病机是先天肾水不足，阴虚火邪上炎，日晒热毒内蕴，郁于皮内。

（二）临床表现

多 5 岁左右发病，女性多于男性；皮疹表现有季节性，夏季较重，冬季色淡；皮疹位于曝光区。主要为面部，尤其以鼻部和两颊为重，也可出现于手背、颈部、肩部等处；皮疹为色素沉着斑点，针尖至米粒大，圆形、椭圆形或不规则形，淡棕褐色至棕褐色，孤立散在不融合；无自觉症状。

（三）治疗

1. 孟氏中药拔罐疗法

取阴陵泉、足三里、悬钟、风池、血海、肾俞、三阴交、曲池、大椎。拔罐之前和拔罐之后分别在拔罐的局部外涂中药拔罐液

（图 7-57 至图 7-60）。

2. 火罐疗法

取肺俞、风池、肾俞、血海、三阴交、阴陵泉、足三里。以上诸穴拔罐 5～10 分钟，每日 1 次（图 7-61 和图 7-62）。

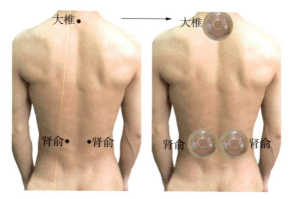

▲ 图 7-57　雀斑拔罐疗法（一）

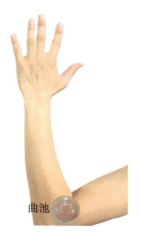

▲ 图 7-58　雀斑拔罐疗法（二）

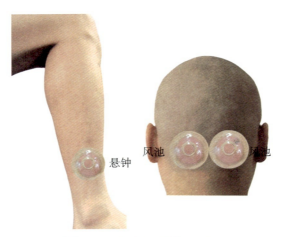

▲ 图 7-59 雀斑拔罐疗法（三）

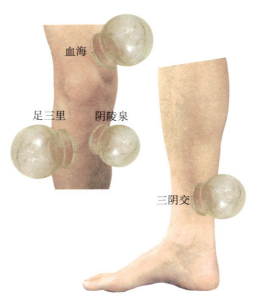

▲ 图 7-60 雀斑拔罐疗法（四）

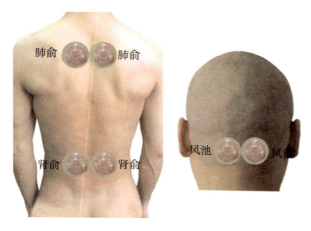

▲ 图 7-61 雀斑火罐疗法（一）

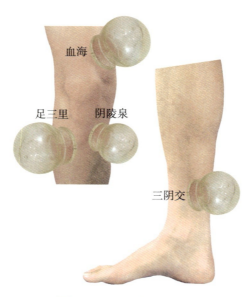

▲ 图 7-62 雀斑火罐疗法（二）

（四）注意事项

本病治疗时间应足够长，以求巩固疗效。避免日光直接照射患处。

十三、斑秃

（一）概述

斑秃是指头皮部突然发生局限性斑状脱发，多见于青壮年。西医学认为本病可能与高级神经活动障碍有关，如长期强烈的精神创伤及过度紧张，亦可与内分泌障碍、局部病灶感染、中毒、肠寄生虫或其他内脏疾病有关。本病属于中医学"油风"范畴。

（二）临床表现

头部突然出现圆形或椭圆形脱发，边界清楚。轻者仅一片或数片脱发区，重者于短期内头发全部脱落，称全秃，严重时眉毛、胡须、腋毛、阴毛等均可脱落，称为普秃。病程持续数月至数年，大多能自愈。

（三）治疗

1. 孟氏中药拔罐疗法

血虚风盛选风池、心俞、膈俞、脾俞、足三里；肝肾不足选肝俞、肾俞、膈俞、三阴交；气滞血瘀选风池、肺俞、肝俞、膈俞、血海。拔罐之前和拔罐之后分别在拔罐的局部外涂中药拔罐液。还可每日在患处外涂中药拔罐液 3 次（图 7-63）。

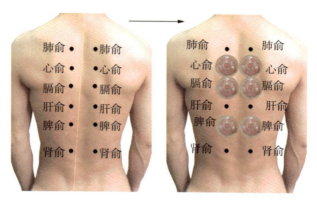

▲ 图 7-63　斑秃孟氏拔罐疗法

2. 火罐疗法

血虚风燥者取心俞、膈俞、脾俞、风池、足三里。肝肾气虚者取肝俞、肾俞、膈俞、关元、三阴交。气滞血瘀者取肺俞、肝俞、膈俞、风池、血海。以上先同一侧诸穴，留罐 5～10 分钟，第二日吸拔另一侧诸穴，留罐 5～10 分钟，双侧交替进行，每日 1 次（图 7-64 至图 7-66）。

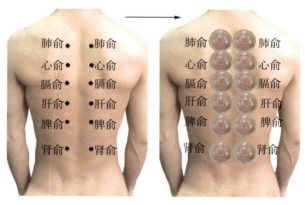

▲ 图 7-64　斑秃火罐疗法（一）

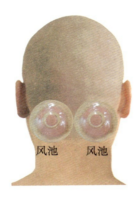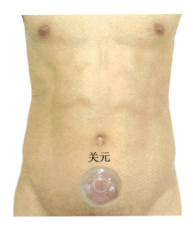

▲ 图 7-65　斑秃火罐疗法（二）

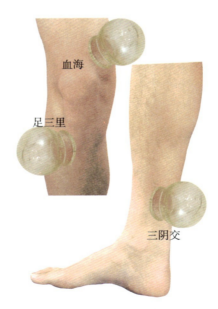

▲ 图 7-66　斑秃火罐疗法（三）

（四）注意事项

讲究头皮卫生，不用碱性强的洗发液洗发，以免加重病情。在治疗期间，保持情志舒畅，切忌烦恼，忧伤和动怒；饮食多样化，纠正偏食的不良习惯。

十四、足癣

（一）概述

足癣，又名湿脚气、脚气，是致病性真菌在足部感染后引起的皮肤病。本病属于中医学"脚湿气""臭田螺"等范畴。

（二）临床表现

起病缓慢，皮损常初发于单侧二、三，或三、四趾缝间逐渐浸淫蔓延至足趾、足跟。皮损以水疱、糜烂、脱屑、角化为主，或患处浸渍、糜烂或粟粒大小水疱，波及皮下，或皲裂蜕皮。有不同程度瘙痒。本病易反复发作，入夏加剧，冬日可有皲裂。

（三）治疗

孟氏中药拔罐疗法

选穴：合谷、外关、曲池、涌泉、足三里、三阴交。拔罐之前和拔罐之后分别在拔罐的局部外涂中药拔罐液。还可在发病部位每日涂中药拔罐液 3 次（图 7-67 和图 7-68）。

（四）注意事项

注意保持足部的清洁干燥，夏天尽可能不穿胶鞋，多穿布鞋或凉鞋。

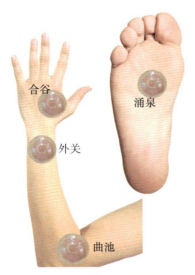

合谷

涌泉

外关

曲池

▲ 图 7-67　足癣拔罐疗法（一）

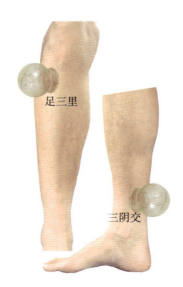

足三里

三阴交

▲ 图 7-68　足癣拔罐疗法（二）

第8章 常见妇科疾病治疗

一、痛经

（一）概述

痛经是指妇女在月经期间或行经前后，出现下腹部及腰部疼痛，甚则剧痛难忍，随着月经周期持续发作的病证。有原发和继发之分。原发性痛经又叫功能性痛经，多见于未婚妇女，一般于来潮前数小时开始疼痛，月经开始时疼痛加重，历时数小时，有时可达数天。疼痛呈阵发性下腹部和腰骶部绞痛。继发性痛经多见于已婚妇女，具有原发痛经的症状且伴有原发性疾病（如盆腔子宫内膜异位症、子宫腺肌病、慢性盆腔炎、妇科肿瘤等）的病史及症状。功能性痛经容易痊愈，器质性病变导致的痛经病程较长，缠绵难愈。本病属于中医学"经行腹痛"范畴。

（二）临床表现

痛经大多开始于月经来潮或在阴道出血前数小时，随月经周期而发作，常为痉挛性绞痛，历时0.5～2小时。在剧烈腹痛发作后，转为中度阵发性疼痛，持续12～24小时。经血外流畅通后逐渐消失，亦偶有需卧床 2～3 日者。疼痛部位多在下腹部，重者可放射至胁肋、乳房、腰骶部、股内前侧、肛门或阴道。原发性痛经常在分娩后自行消失，或在婚后随年龄增长逐渐消逝。

（三）治疗

1.梅花针加拔罐疗法

取次髎穴，俯卧位，常规消毒后，用梅花针对准穴位叩刺，轻度痛经者以叩刺局部皮肤略有潮红，患者无疼痛为度；中度以叩刺局部皮肤潮红，但无渗血，患者稍有疼痛为度；重度痛经以叩刺局部皮肤隐隐出血，患者有疼痛感为度。叩刺后用闪火法拔罐，每次留罐 15～20 分钟。一般在月经来潮前 3～5 日开始治疗，每日 1 次，3 次为 1 个疗程。每个月经周期治疗 1 个疗程（图 8-1）。

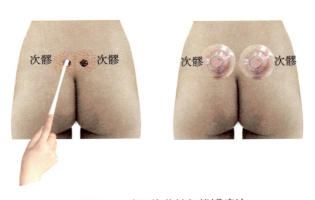

▲ 图 8-1　痛经梅花针加拔罐疗法

2.刺络拔罐法

取穴为气海、关元、中极、归来。穴位常规消毒，右手以执笔式持斜口小刀（中指靠近刀尖）或三棱针，迅速点刺表皮（勿拖刀）。

点刺范围应小于罐口，深度以刺破表皮略见血水样渗出物为度，顺皮纹直刺，刀间距离 1 个米粒左右，点刺部位应避开血管。刺后将面饼（面粉用冷水调制而成）置于治疗部位周围。为防坠落，可将四边重叠，使饼黏住皮肤，然后将油纸折成三角形，待其燃烧至 1/3 处时，把它送入选定的罐中，送入前必须深吸气，并将罐倾斜接近治疗部位，立即向罐内吹气送氧，不要中断吹气，见罐中火苗发紫蓝色，并呼呼作响，迅速将罐叩在置好面饼的治疗点上，动作要快要轻。10～15 分钟后取罐，并用草纸擦净血迹。每隔 3～10 日治疗 1 次（图 8-2）。

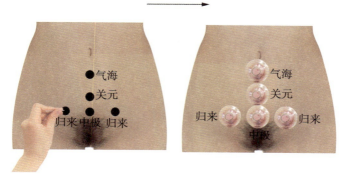

▲ 图 8-2　痛经刺络拔罐法

（四）注意事项

引起痛经的原因很多，拔罐疗法对于原发性痛经效果较好，对于子宫内膜异位症、子宫肿瘤，以及内生殖器异常引起的痛经效果较差。此外患者应注意经期卫生，避免精神刺激，防止受凉和过食生冷。

二、闭经

（一）概述

闭经是妇科疾病中常见的一种症状。通常分为原发性和继发性两类。前者系指年满 18 岁或第二性征发育成熟两年以上尚未初潮者，后者则指以往曾建立正常月经，但以后因病理性原因而停经 3 个月以上者。根据发生原因，闭经又分为生理性和病理性，青春期前、妊娠期、哺乳期以及绝经期后的月经不来潮均属生理现象，不作病论。病理性闭经中，因先天发育异常如先天性无阴道及处女膜闭锁等，则非拔罐疗法所宜。本病属于中医学"经闭""月水不通""女子不月"等范畴。

（二）临床表现

超过 18 岁尚未来月经，或已建立正常月经周期后超过 3 个月未来月经者。

（三）治疗

1. 火罐疗法

肾阴不足取肾俞、志室、气海、三阴交穴。隔日 1 次。肾阳不足选肾俞、命门、关元、气海、归来。隔日 1 次。气血两亏选①足三里、三阴交、气海。②脾俞、胃俞、归来。每日 1 次，每次 1 组。气滞血瘀选三阴交、地机、血海、气冲。一侧穴位 1 天，两侧交替进行。寒凝胞宫选①天枢、关元、归来、三阴交。②腰阳关、关元俞。痰湿阻滞选①脾俞、三焦俞、次髎。②中脘、中极、三阴交、丰隆。每日 1 次，每次 1 组，两组交替进行（图 8-3 至图 8-11）。

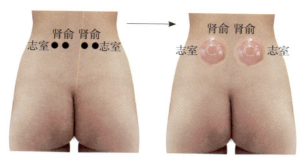

▲ 图 8-3　闭经火罐疗法－肾阴不足（一）

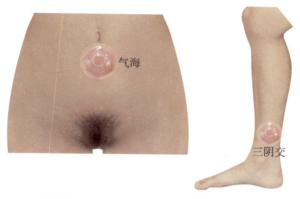

▲ 图 8-4　闭经火罐疗法－肾阴不足（二）

2. 刺络拔罐法

选穴：①大椎、肝俞、脾俞。②身柱、肾俞、气海、三阴交，③命门、关元。先用三棱针在穴位上点刺，后用罐吸拔在穴位上，留罐 15 分钟，每次 1 组，每日 1 次（图 8-12 和图 8-13）。

（四）注意事项

拔罐适于功能性闭经，继发性闭经应明确病因进行相应治疗。

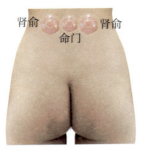 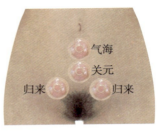

▲ 图 8-5　闭经火罐疗法 - 肾阳不足

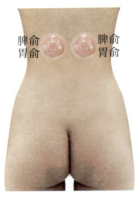 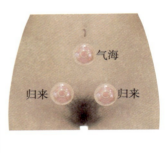

▲ 图 8-6　闭经火罐疗法 - 气血两亏（一）

在治疗期间，要调畅情志，避免紧张。加强体育锻炼，劳逸结合，避免过劳或剧烈运动。

三、更年期综合征

（一）概述

更年期是指妇女从性成熟期逐渐进入老年期（年龄一般在 45—

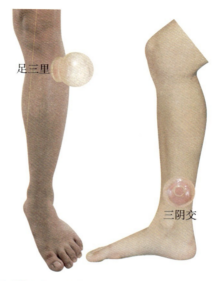

▲ 图 8-7　闭经火罐疗法 – 气血两亏（二）

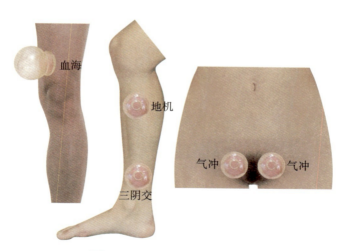

▲ 图 8-8　闭经火罐疗法 – 气滞血瘀

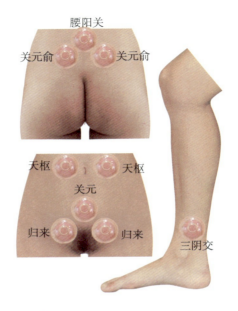

▲ 图 8-9　闭经火罐疗法－寒凝胞宫

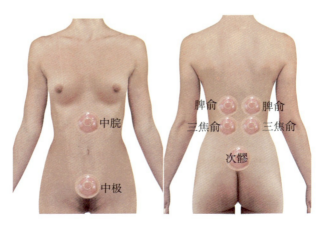

▲ 图 8-10　闭经火罐疗法－痰湿阻滞（一）

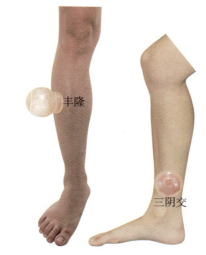

▲ 图 8-11　闭经火罐疗法 - 痰湿阻滞（二）

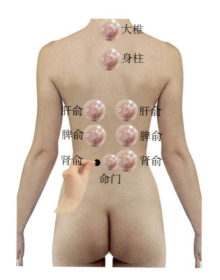

▲ 图 8-12　闭经刺络拔罐法（一）

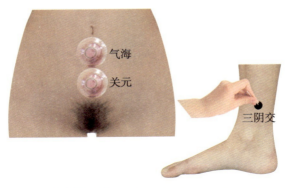

气海

关元

三阴交

▲ 图 8-13　闭经刺络拔罐法（二）

52 岁）的过渡时期，包括绝经前期、绝经期、绝经后期。更年期妇女约 1/3 能通过神经内分泌的自我调节达到新的平衡而无自觉症状，2/3 妇女则可出现一系列因卵巢功能衰退甚至消失而引起性激素减少，内分泌失调和自主神经功能紊乱的症状，称为更年期综合征。本病属于中医学"绝经前后诸证"范畴。

（二）临床表现

月经紊乱不规则是更年期综合征的主要症状，自觉眩晕、耳鸣、潮热、出汗、心悸、失眠、多梦、烦躁易怒、记忆力减退、注意力不集中，有的可出现尿频、尿急、尿失禁、排尿不畅、尿潴留、皮肤出现皱纹、手背和面部可见褐色老年斑、毛发脱落并逐渐变白、血压升高等，症状一般可持续至绝经后 2～3 年。

（三）治疗

1.火罐疗法

肾阴亏损型取肾俞、肝俞、心俞、三阴交，两侧穴位每日交替

进行。脾肾双亏型取肾俞、脾俞、气海俞、足三里，两侧穴位每日
交替进行（图 8-14 和图 8-15）。

2. 刺络拔罐法

取肝俞、肾俞、脾俞、太阳、关元、三阴交、太冲。常规消毒
后，用三棱针点刺 3～5 下，选择适当大小的罐，拔于所点刺的穴位

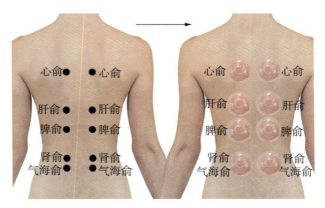

▲ 图 8-14　更年期综合征火罐疗法（一）

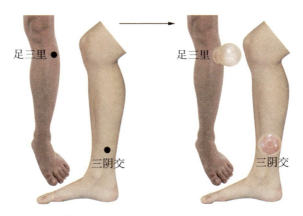

▲ 图 8-15　更年期综合征火罐疗法（二）

上。留罐 10~15 分钟，拔出血量 3~5 毫升。隔日 1 次，10 次为 1 个疗程。经前 2~3 天开始治疗（图 8-16 至图 8-18）。

3. 走罐法

取背部腧穴，包括膀胱经、督脉在背部的腧穴及华佗夹脊穴。患者背部涂抹甘油，以闪火法拔罐，以大椎、厥阴俞、心俞、膈俞、肝俞、胆俞、脾俞、胃俞、肾俞作重点旋转，至皮肤潮红或紫色为

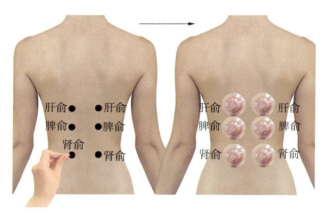

▲ 图 8-16　更年期综合征刺络拔罐法（一）

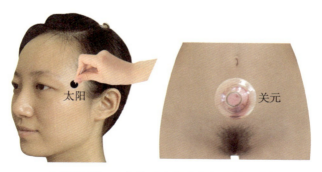

▲ 图 8-17　更年期综合征刺络拔罐法（二）

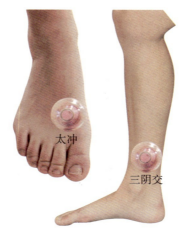

▲ 图 8-18　更年期综合征刺络拔罐法（三）

度。虚证者负压稍小，实证者负压稍大。10～15 分钟 / 次，隔日 1 次，5 次为 1 个疗程（图 8-19）。

4. 梅花针叩刺后拔罐法

方法一：背部夹脊（大椎至骶尾端）中线两侧旁开各 0.5 寸。先用梅花针叩刺（重者 3 遍，轻者 2 遍）至微出血为度，然后依法用走罐法至皮肤紫红为度。3 日治疗 1 次，5 次为 1 个疗程（图 8-20）。

方法二：分 2 组，一组为大椎、三阴交、心俞、脾俞；二组为风池、阳陵泉、肝俞、肾俞。每次选用 1 组，梅花针叩刺后拔罐，留罐 20 分钟。每日 1 次，5 次为 1 个疗程（图 8-21 和图 8-22）。

（四）注意事项

在治疗期间应对患者做好心理调整工作，解除不必要的顾虑，保持精神愉快。注意加强营养，劳逸结合，必要时配合中西药治疗。

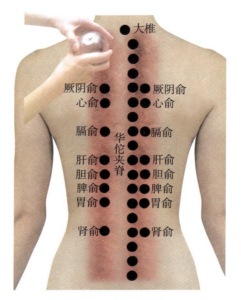

▲ 图8-19　更年期综合征走罐法

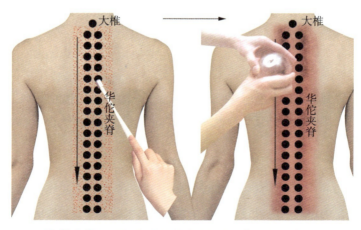

▲ 图8-20　更年期综合征梅花针叩刺后拔罐法（一）

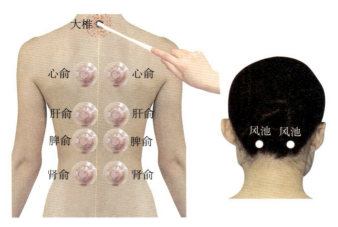

▲ 图 8-21　更年期综合征梅花针叩刺后拔罐法（二）

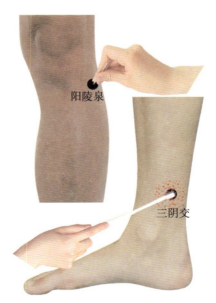

▲ 图 8-22　更年期综合征梅花针叩刺后拔罐法（三）

四、慢性盆腔炎

（一）概述

慢性盆腔炎是指盆腔内生殖器官（包括子宫、输卵管、卵巢）及盆腔周围结缔组织、盆腔腹膜的慢性炎症所形成的盆腔内瘢痕、粘连、充血，多因急性盆腔炎治疗不彻底迁延而致。本病归属于中医学"癥瘕""痛经""月经不调""带下"等范畴。

（二）临床表现

病程时间较长，下腹部坠胀、疼痛及腰骶部酸痛，常在劳累、性交、月经前后加剧。全身症状多不明显，有时可有低热，易感疲劳。有的可导致继发性不孕症。

（三）治疗

1. 火罐疗法

湿热郁结型取次髎、白环俞、中极、水道、阴陵泉，先用三棱针点刺，再用闪火罐法在点刺穴上拔 5 分钟，隔日 1 次。寒湿凝滞型取关元、地机、归来、三阴交、中膂俞，用闪火罐法拔 10 分钟。瘀血内阻型取①中极、次髎、胞肓，②地机、归来、中都，第一天选第 1 组穴，留罐 10 分钟，第二天选第 2 组穴，两组交替进行。正虚邪恋型取关元、气海、足三里、三阴交、下髎、阴陵泉拔罐，留罐 10 分钟，隔日 1 次（图 8-23 至图 8-25）。

2. 刺络拔罐法

气滞血瘀型取关元、三阴交、大椎、肾俞、第 17 椎下、腰眼等，

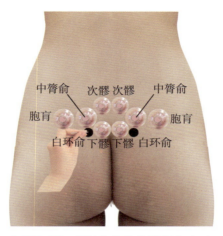

▲ 图 8-23　慢性盆腔炎火罐疗法（一）

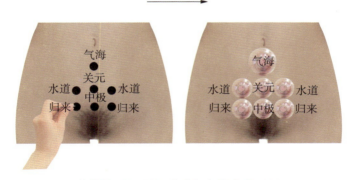

▲ 图 8-24　慢性盆腔炎火罐疗法（二）

采用先刺络后拔罐，每日选 2 穴进行 1 次，10 日为 1 个疗程。②寒凝湿滞型取肾俞、第 17 椎下、腰眼、关元、气海、三阴交等，采用先拔罐后刺络，每日选 2 穴进行 1 次，14 日为 1 个疗程（图 8-26 至图 8-28）。

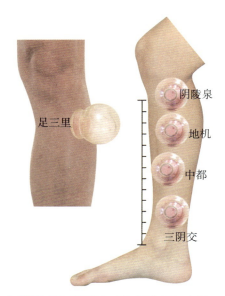

▲ 图 8-25 慢性盆腔炎火罐疗法（三）

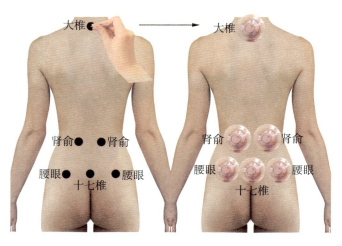

▲ 图 8-26 慢性盆腔炎刺络拔罐法（一）

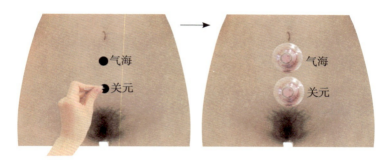

▲ 图 8-27　慢性盆腔炎刺络拔罐法（二）

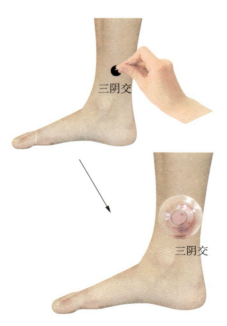

▲ 图 8-28　慢性盆腔炎刺络拔罐法（三）

（四）注意事项

本病病程较长，应争取早诊断早治疗，坚持较长时间拔罐治疗并配合药物积极内服外治，疗效更捷。在平时要注意经期卫生，禁止在经期、流产后性交、盆浴。患病后要解除思想顾虑，保持心情舒畅，增强治疗信心。注意营养，要劳逸结合，进行适当的体育锻炼，以增强体质和提高机体抗病能力。

五、妊娠呕吐

（一）概述

妊娠呕吐是指妇女在怀孕 6 周左右出现不同程度的恶心呕吐综合征。本病属于中医学"妊娠恶阻""子病""阻病""病儿""病阻"等范畴。

（二）临床表现

孕早期出现剧烈恶心呕吐，不能进食进水，甚至呕血及胆汁。严重者可出现黄疸、尿闭、神志模糊、谵妄、昏迷。有不同程度的脱水，甚或低血压及电解质紊乱，血 CO_2CP 下降，尿酮体阳性。

（三）治疗

1. 火罐疗法

方法一：中虚湿盛选中脘、足三里、阴陵泉；肝气郁滞选中脘、膻中、内关、足三里；胃热上攻选中脘、内关、内庭穴。内庭穴行针刺，余穴吸拔 10 分钟，每日 1 次（图 8-29 和图 8-31）。

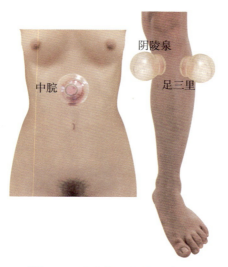

▲ 图 8-29　妊娠呕吐火罐疗法（一）

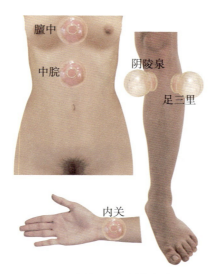

▲ 图 8-30　妊娠呕吐火罐疗法（二）

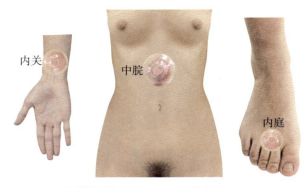

▲ 图 8-31　妊娠呕吐火罐疗法（三）

方法二：中脘。采用单纯拔罐法，每次食前拔 15～20 分钟（图 8-32 ）。

2. 刺络拔罐法

①大椎、肝俞、脾俞。②身柱、胃俞。每次 1 组，轮流使用，用三棱针点刺 3 次，然后吸拔留罐 15 分钟，每日或隔日 1 次（图 8-33 ）。

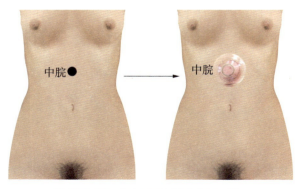

▲ 图 8-32　妊娠呕吐火罐疗法（四）

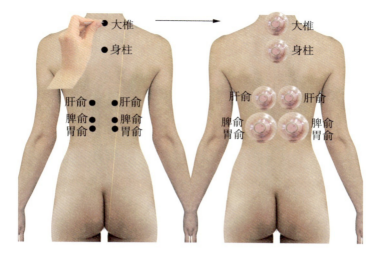

▲ 图 8-33　妊娠呕吐刺络拔罐法

（四）注意事项

　　病情重者应住院治疗，以防脱水及酸中毒。孕妇勿用中药拔罐液。在治疗期间，医生应给予患者安慰和帮助，解除患者思想顾虑。患者应保证充分的休息和睡眠，饮食清淡，少量多餐。施行拔罐时不宜过强，起罐不宜过猛。

六、产后缺乳

（一）概述

　　妇女产后乳汁分泌量少或全无，不能满足喂哺婴儿的需要，称为产后缺乳。本病属于中医学"缺乳""乳汁不行"范畴。

（二）临床表现

产妇在哺乳期中，乳房检查松软，不胀不痛，挤压乳汁点滴而出，质稀。或乳房丰满乳腺成块挤压乳汁疼痛难出，质稠，不足以喂养婴儿，或全无乳汁。亦有原本泌乳正常，情志过度刺激后突然缺乳者。

（三）治疗

1. 摇罐法

取膻中、关元、足三里、乳中、乳根、肝俞、脾俞。以上诸穴拔罐 10～15 分钟。膻中、乳中、乳根在留罐期间用力摇罐数次（图 8-34 至图 8-36）。

2. 刺络拔罐法

取天宗、肩井、膏肓、乳根、膻中。先用三棱针点刺以上诸穴，

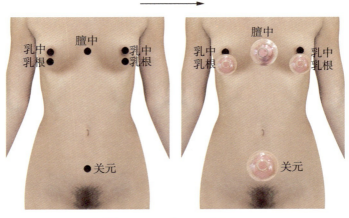

▲ 图 8-34　产后缺乳摇罐法（一）

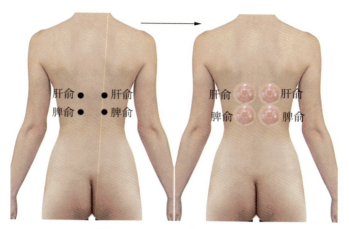

肝俞　肝俞　　　　肝俞　肝俞
脾俞　脾俞　　　　脾俞　脾俞

▲ 图 8-35　产后缺乳摇罐法（二）

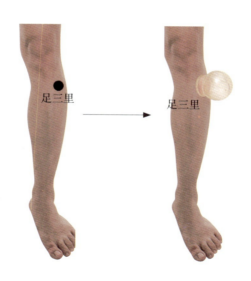

足三里　　　　　　足三里

▲ 图 8-36　产后缺乳摇罐法（三）

后拔罐，留罐 15～20 分钟。每日或隔日 1 次，5 次为 1 个疗程（图 8-37）。

（四）注意事项

治疗期间，应增加营养，多食含蛋白质丰富的食物和新鲜蔬菜。掌握正确授乳方法，按时哺乳，建立良好的泌乳反射。调节情志，劳逸适度，保持气血调和，促使乳汁恢复正常分泌。

七、产后尿潴留

（一）概述

产后尿潴留是指妇女产后 8 小时尚不能正常排尿而使膀胱内潴留大量尿液的病证，是产后常见的并发症之一。本病属于中医学"癃闭"范畴。

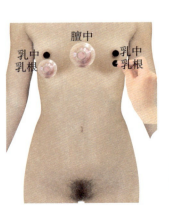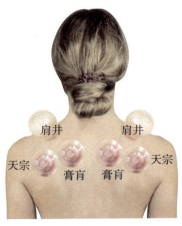

▲ 图 8-37　产后缺乳刺络拔罐法

（二）临床表现

产后 8 小时后小便不行，或点滴而下，小腹胀急，疼痛。小腹部可扪及胀大的膀胱，行导尿术可有小便排出。

（三）治疗

1. 火罐疗法

中极、三阴交、阴陵泉。用单纯拔罐法，或留针留罐法，留罐15 分钟，起罐后，自脐正中开始至耻骨联合处，沿腹正中线来回温灸，同时温灸三阴交、阴陵泉局部。每日 1 次（图 8-38）。

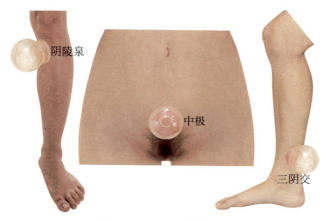

阴陵泉　中极　三阴交

▲ 图 8-38　产后尿潴留火罐疗法

2. 中极穴位拔火罐

气虚血瘀者治宜温阳化气，通调水道，散寒凉，调气血。取脐下 4 寸部位即中极穴，采用闪火法，用镊子或止血钳夹酒精棉球点燃，在罐内壁转动数下，迅速取出，立即将罐吸在选定穴位，拔紧

后，随即取下再拔，每次稍移动所拔部位，至皮肤充血。每日 1 次
（图 8-39）。

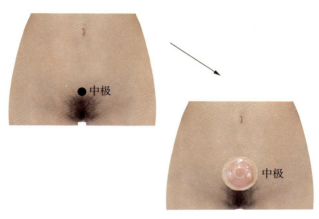

▲ 图 8-39　产后尿潴留中极穴位拔火罐

（四）注意事项

本病拔罐治疗效果较好。治疗后配合小腹部按摩及热敷效果
较佳。

八、产后身痛

（一）概述

本病类似于西医学风湿、类风湿引起的关节痛。出现关节酸痛，
麻木，重着，关节活动不利，甚则关节肿胀等症状。病久不愈者可
见肌肉萎缩，关节变形。

（二）临床表现

以产褥期内，产妇出现肢体与关节酸痛、麻木、重着为主要表现、但局部无红肿灼热及关节畸形。

（三）治疗

火罐疗法

血虚型在背部督脉行走罐，由上至下，约 20 次，再于承山穴至委中穴走罐 10 次，皆用强手法，继取中极、气海留罐 5 分钟。寒凝型于脾俞至大肠俞区间行走罐，并在委中坐罐 5 分钟，次日在肾俞、命门坐罐 5 分钟，起罐见二穴呈明显紫色印痕（图 8-40 至图 8-44）。

（四）注意事项

产后感染而体温高者，应积极配合中西药治疗。

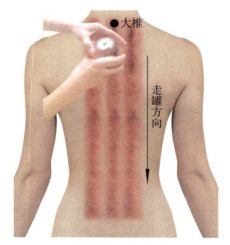

▲ 图 8-40　产后身痛火罐疗法 - 血虚型（一）

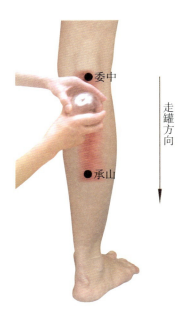

走罐方向

● 委中

● 承山

▲ 图 8-41　产后身痛火罐疗法－血虚型（二）

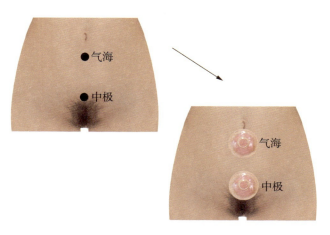

●气海

●中极

气海

中极

▲ 图 8-42　产后身痛火罐疗法－血虚型（三）

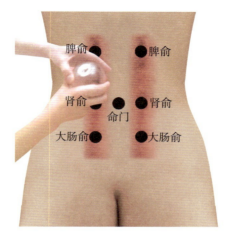

▲ 图 8-43　产后身痛火罐疗法－寒凝型（一）

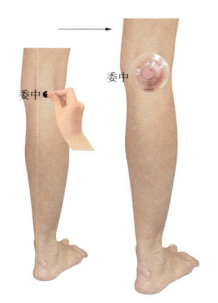

▲ 图 8-44　产后身痛火罐疗法－寒凝型（二）

第9章 常见儿科疾病治疗

一、小儿厌食症

（一）概述

小儿厌食症是指小儿除外其他急慢性疾病的较长时间的（最少10日以上）食欲不振或减退，见食不贪甚至拒食的病证。本病起病缓慢，病程较长，一般1个月以上，多见于1—6岁儿童，以城市居多。本病属于中医学"小儿厌食""恶食"等病证范畴。

（二）临床表现

患儿食欲降低，见到食物就不想吃，食量较常量减少1/2以上，持续2周以上。可伴有体重明显下降，出现水肿；体内缺乏脂肪，容易发冷、畏寒等。

（三）治疗

1.火罐疗法

脾失健运选脾俞、章门、足三里；胃阴不足选胃俞、内庭、足三里；脾胃气虚选脾俞、胃俞、中脘、足三里。除内庭针刺外，余穴吸拔5分钟，每日1次（图9–1）。

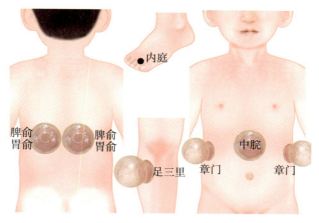

▲ 图 9-1　小儿厌食症火罐疗法

2. 刺络拔罐法

方法一：取穴中脘、天枢、建里、气海、脾俞、胃俞、足三里。用刺络拔罐法。留罐 10 分钟，隔日 1 次，5 次为 1 个疗程（图 9-2）。

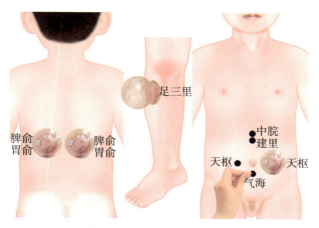

▲ 图 9-2　小儿厌食症刺络拔罐法

3. 刺血拔罐法

先拔罐于上脘穴 10 分钟，然后用梅花针叩刺脊柱两旁出血，并在膈俞、肝俞、胃俞上拔罐 10 分钟。可配合三棱针点刺四缝、足三里、内关出血。隔日 1 次（图 9–3 和图 9–4）。

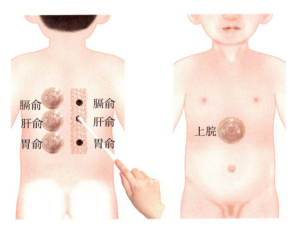

▲ 图 9–3　小儿厌食症刺血拔罐法（一）

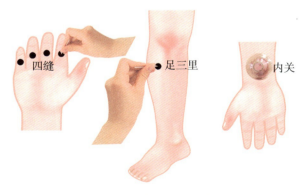

▲ 图 9–4　小儿厌食症刺血拔罐法（二）

（四）注意事项

本病拔罐疗效好，配合针灸、中药治疗效果更佳。注意调节患儿的饮食，少食肥甘厚腻及生冷食品，多食蔬菜、水果，保持大便通畅，纠正偏食，限制零食，以防影响食欲。

二、小儿疳积

（一）概述

小儿疳积即小儿营养不良症，是一种慢性营养缺乏病，又称蛋白质、热量不足性营养不良症。主要是由于喂养不当或某些疾病（如婴幼儿腹泻、先天幽门狭窄、腭裂、急慢性传染病、寄生虫病等）所引起。多发于 3 岁以下婴幼儿。

（二）临床表现

小儿面黄肌瘦，食欲不振或呕吐酸馊乳食，烦躁爱哭，睡眠不安，腹部胀满或时有疼痛，小便短黄如米泔，大便酸臭。伴有皮肤苍白、干燥、松弛和失去弹性；肌肉松弛、萎缩，肌张力一般表现为低下，运动功能发育迟缓。

（三）治疗

1. 刺络拔罐法

方法一：取下脘、足三里、脾俞、四缝。先将下脘、足三里、脾俞穴进行常规消毒，每穴用毫针或三棱针轻轻点刺 1～3 下，以微见出血为度，然后立即在所点刺的部位拔火罐，拔出血量 1～2 毫升，或皮肤出现红色瘀血为止。每周治疗 1 次，6 次为 1 个疗程。四缝穴为奇穴，以刺出黄水为度，是治疗疳积的经验穴（图 9-5 至图 9-7）。

方法二：取上脘、四缝、鱼际穴，以及背部膀胱经循行路线。

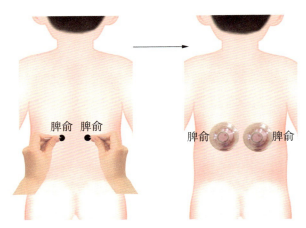

▲ 图 9-5　小儿疳积刺络拔罐法（一）

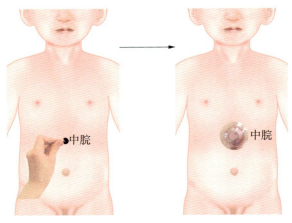

▲ 图 9-6　小儿疳积刺络拔罐法（二）

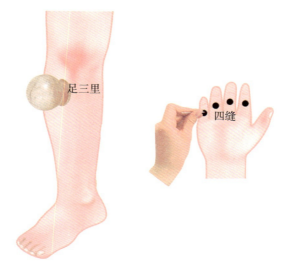

▲ 图9-7　小儿疳积刺络拔罐法（三）

先取上脘穴施以单纯罐法，将罐吸拔于穴位上，留罐5～10分钟，然后用三棱针点刺四缝、鱼际穴至微出血，再用梅花针重叩背部脊柱两侧膀胱经所循行路线；亦可在背部脊柱两侧施以走罐，以皮肤潮红为度。以上方法，隔日1次（图9-8）。

2. 走罐法

取穴：足太阳膀胱经的大杼至膀胱俞。患儿俯卧位，充分暴露背部，将背部涂适量润滑油，选择口径小的火罐，用闪火法将罐拔于背部（注意小儿皮肤娇嫩，负压不宜太大），然后沿着膀胱经轻轻地来回走罐，至皮肤出现红色瘀血现象为止，起罐后擦净皮肤上的油迹。每周治疗1次，6次为1个疗程。拔罐5～10分钟，至皮肤出现瘀血起罐，用同样的方法在足三里、中脘穴拔罐。每次选择1组穴位，每日治疗1次，10次为1个疗程（图9-9和图9-10）。

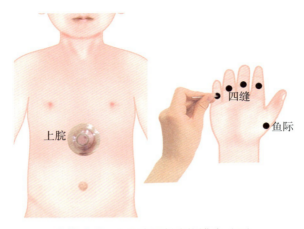

▲ 图 9-8　小儿疳积刺络拔罐法（四）

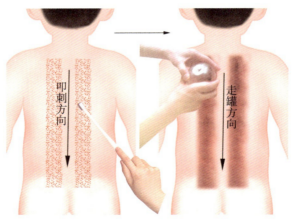

▲ 图 9-9　小儿疳积走罐法（一）

（四）注意事项

疳积患儿饮食须定时定量，不宜过饥、过饱或过食香甜油腻之品。婴儿脾胃娇嫩，节乳时应给予适量的营养丰富、易于消化的食

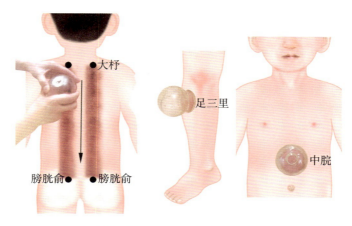

▲ 图 9-10　小儿疳积走罐法（二）

物。凡因肠道寄生虫病或结核病引起的小儿疳积，须及时治疗原发病。多去户外活动。

三、消化不良

（一）概述

消化不良又称婴幼儿腹泻，是两岁以下的婴幼儿因胃肠道器官尚未发育完全，消化腺功能不全而发生的胃肠紊乱综合征，以厌食、呕吐、腹泻为主症。一年四季均可发病，以夏秋季节最多见。现代医学认为，本病与喂养不当、饮食不洁及免疫因素（如母乳）等有关，此外气候突变及卫生习惯不良等均与本病有密切的关系。消化不良分为轻型（单纯性消化不良）和重型（中毒性消化不良）。拔罐疗法适于单纯性消化不良。本病归属于中医学"泄泻"范畴。

（二）临床表现

1. 轻型

起病可急可缓，以胃肠道症状为主。食欲不振，偶有溢乳或呕吐，大便次数增多及性状改变。无脱水及全身中毒症状，多在数日内痊愈，常由饮食因素及肠道外感染引起。

2. 重型

常急性起病，也可由轻型逐渐加重、转变而来，表现为食欲低下，常有呕吐，严重者可吐出咖啡样液体。腹泻频繁，大便每日 10 至数十次，大便呈黄色水样或蛋花样，含有少量黏液，少数患儿也可有少量血便。此外还有较明显的脱水、电解质紊乱和全身中毒症状（发热、烦躁、精神萎靡、嗜睡甚至昏迷、休克）。多由肠道内感染引起。

（三）治疗

1. 火罐疗法

伤食型选穴中脘、天枢、足三里、内关留罐 5 分钟，每日 1 次；风寒型选大椎、天枢、上巨虚、三阴交留罐 5 分钟，每日 1 次。湿热型选天枢、足三里、曲池、阴陵泉，先用三棱针在天枢、曲池、阴陵泉点刺 1 下，再吸拔 5 分钟，在足三里吸拔 5 分钟；脾虚型选中脘、足三里、脾俞、关元俞留罐 5 分钟，每天 1 次；脾肾阳虚选肾俞、脾俞、命门、上巨虚，留罐 5 分钟，隔天 1 次。此外，日久不愈，可采用拔肚脐部 3～5 分钟，隔两天 1 次，连拔 3 次（图 9–11 至图 9–15）。

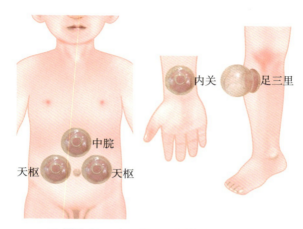

▲ 图 9-11 消化不良火罐疗法 - 伤食型

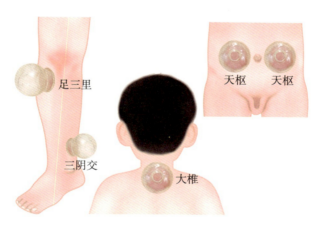

▲ 图 9-12 消化不良火罐疗法 - 风寒型

2. 推拿配刺络拔罐疗法

患儿仰卧，术者以劳宫穴对准其神阙穴，按顺时针连续摩腹3～5分钟。患儿再俯卧，术者用右拇指腹推上七节骨（命门到长强），

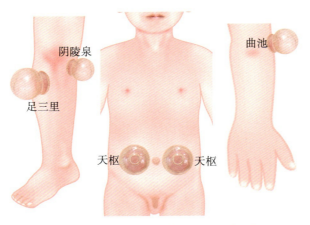

▲ 图 9-13　消化不良火罐疗法－湿热型

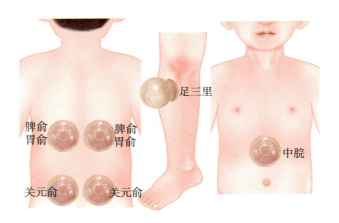

▲ 图 9-14　消化不良火罐疗法－脾虚型

手法柔和，频率为 70～80 次 / 分，连续 3 分钟。然后用左手掌沿脊柱自上而下按揉 3～5 遍，再自龟尾至大椎捏脊 3～5 遍，对肾俞、脾俞、胃俞要点按、提拿 3～5 次。最后用三棱针在龟尾穴刺络 3～5下，紧接其后在龟尾至七节骨位拔罐，留置 10 分钟。腹泻伴呕吐加

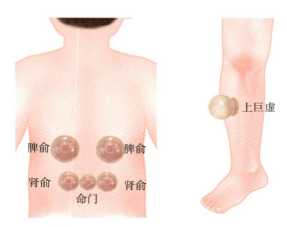

▲ 图 9-15　消化不良火罐疗法－脾肾阳虚

点按内关、足三里，腹痛加拿肚角 3～5 次；发热加退六腑、清天河水，三棱针点刺少商、十宣；久泻加点按关元 3 分钟，加刺四缝穴。每日 1 次，3 次为 1 个疗程（图 9-16 至图 9-21）。

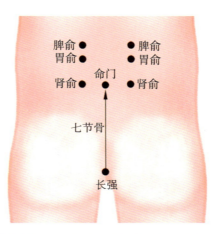

▲ 图 9-16　消化不良推拿配刺络拔罐疗法（一）

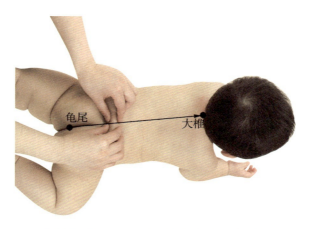

▲ 图 9-17　消化不良推拿配刺络拔罐疗法（二）

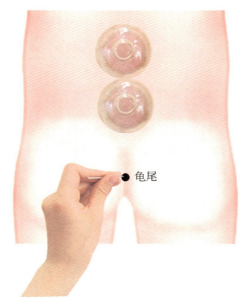

▲ 图 9-18　消化不良推拿配刺络拔罐疗法（三）

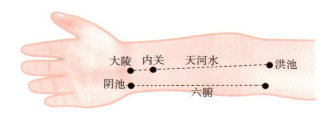

▲ 图 9-19　消化不良推拿配刺络拔罐疗法（四）

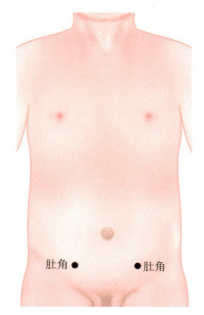

▲ 图 9-20　消化不良推拿配刺络拔罐疗法（五）

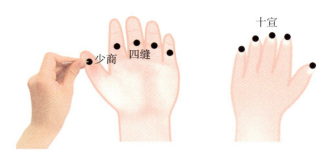

▲ 图 9-21   消化不良推拿配刺络拔罐疗法（六）

（四）注意事项

对婴幼儿拔罐宜轻柔，勿使负压过大，重证应结合中西医治疗。治疗期间，应调整婴儿食物，减少胃肠负担，轻证应停喂不易消化和脂类食物，重证应暂禁食，但不应超过 6～8 小时，以防失水和脱水，积极结合中西医治疗。

四、小儿腹泻

（一）概述

小儿感染性腹泻又称小儿肠炎，除已有固定名称（如痢疾、霍乱、鼠伤寒等）外，小儿肠炎是由细菌、病毒或不明原因的感染所致的以腹泻为主的胃肠道功能紊乱综合征。本病属于中医学"泄泻"范畴。

（二）临床表现

1. 大肠杆菌性肠炎

起病较急（有的稍缓而逐渐加重），大便次数增多，有腥臭味，多呈蛋花汤样，有黏液（少数可见脓血便），可伴有发热、腹痛、呕吐；大便常规检查，可见大量白细胞，或脓细胞及红细胞；大便培养，大肠杆菌可呈阳性。本病多发生于 2 岁以下小儿，一年四季均可发病，但以夏季（5—8 月）发病率最高。

2. 空肠弯曲菌性肠炎

常先有发热、头痛、背痛等，1～3 天后出现呕吐、腹痛或呈绞痛，大便次数增多，呈水样带黏冻，或为血便；大便常规可见白细胞、脓细胞及大量红细胞；大便培养，空肠弯曲菌可呈阳性。本病各年龄组均可见，以夏秋季（8—9 月）发病率最高。

3. 轮状病毒性肠炎

起病急，常伴有发热和上呼吸道症状（咳嗽、流涕、咽红等），可伴呕吐，大便次数增多，呈黄白色水样或蛋花汤样，一般无脓血，无腥臭味。大便常规可见脂肪滴及少量白细胞；大便细菌培养阴性；大便病毒检测轮状病毒可呈阳性。本病多见于 2 岁以下小儿，以秋冬季（9—12 月）发病率最高。

（三）治疗

1. 火罐疗法

大肠俞、天枢、足三里、内关。伤食型配中脘、胃俞；湿热型配大椎、风池；风寒型配上巨虚、三阴交；脾虚型配脾俞、关元；肾虚型配脾俞、命门、肾俞。留罐 5 分钟，每日或隔日 1 次（图 9-22 至图 9-24）。

2. 刺络拔罐法

伤食型选中脘、下脘、足三里，点刺中脘、下脘，吸拔诸穴 5

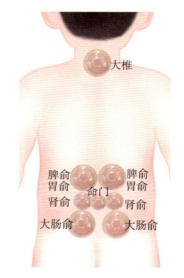

▲ 图 9-22　小儿腹泻火罐疗法（一）

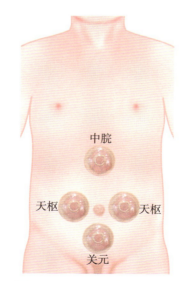

▲ 图 9-23　小儿腹泻火罐疗法（二）

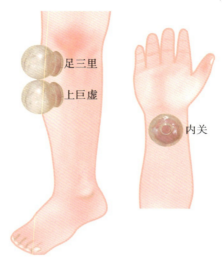

▲ 图 9-24　小儿腹泻火罐疗法（三）

分钟。风寒型选大椎、天枢、大肠俞，点刺大椎、天枢，吸拔诸穴 5 分钟。湿热型选天枢、上巨虚、大肠俞，点刺天枢、大肠俞，吸拔诸穴 5 分钟。脾虚型选中脘、气海、脾俞和肾虚型选脾俞、肾俞、大肠俞、足三里，以上采用单纯火罐法，吸拔 5 分钟，每日 1 次（图 9-25 和图 9-26）。

3. 推拿配刺络拔罐疗法

患儿仰卧，术者以劳宫穴对准其神阙穴，按顺时针连续摩腹 3～5 分钟。患儿再俯卧，术者用右拇指腹推上七节骨（命门到长强），手法柔和，频率为 70～80 次 / 分，连续 3 分钟。然后用左手掌沿脊柱自上而下按 3～5 遍，再自龟尾至大椎捏脊 3～5 遍，对肾俞、脾俞、胃俞要点按、提拿 3～5 次。最后用三棱针在龟尾穴刺络 3～5 下，紧接其后在龟尾至七节骨位拔罐，留置 10 分钟。腹泻伴呕吐加

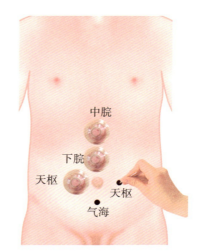

▲ 图 9-25　小儿腹泻刺络拔罐法（一）

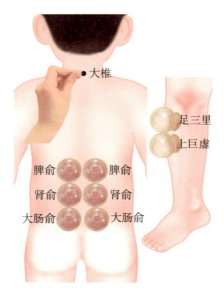

▲ 图 9-26　小儿腹泻刺络拔罐法（二）

点按内关、足三里，腹痛加拿肚角 3～5 次；发热加退六腑、清天河水，三棱针点刺少商、十宣；久泻加点按关元 3 分钟，加刺四缝穴。每日 1 次，3 次为 1 个疗程（图 9-27 至图 9-32）。

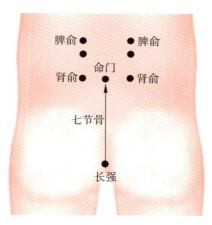

▲ 图 9-27　小儿腹泻推拿配刺络拔罐疗法（一）

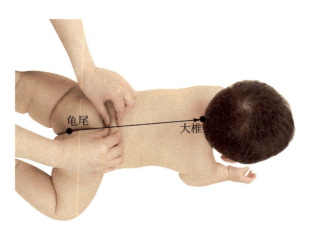

▲ 图 9-28　小儿腹泻推拿配刺络拔罐疗法（二）

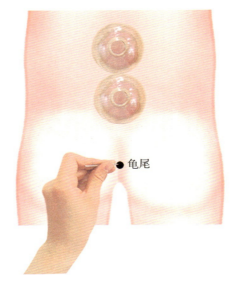

▲ 图 9-29 小儿腹泻推拿配刺络拔罐疗法（三）

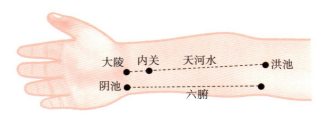

▲ 图 9-30 小儿腹泻推拿配刺络拔罐疗法（四）

（四）注意事项

拔罐疗法治疗本病可取得较好疗效，如配合针灸、药物，则疗效更佳。在治疗的同时，应注意调养，少食肥甘厚腻及生冷食品，增强抗病能力，便后及时清理臀部，勤换尿布，防止发生红臀。

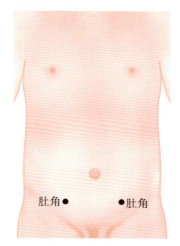

▲ 图 9-31　小儿腹泻推拿配刺络拔罐疗法（五）

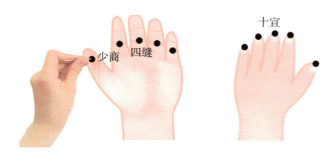

▲ 图 9-32　小儿腹泻推拿配刺络拔罐疗法（六）

五、遗尿症

（一）概述

遗尿症又称尿床，是指小儿在 3 周岁以后不能控制排尿，睡眠中小便自遗，醒后方觉的一种病证。本病属于中医学"遗尿病"范畴。

（二）临床表现

发生于 3 岁以上儿童。睡眠中不自主排尿，多发生于夜间。轻者数夜 1 次，重者一夜多次。若儿童因白天游戏过度，精神疲劳，睡前多饮等原因而偶然发生遗尿者，则不属病态。尿常规检查正常。X 线摄片，部分患儿有隐性脊柱裂。

（三）治疗

1. 火罐疗法

下元虚寒选关元、中极、肾俞、三阴交；脾肺气虚选肺俞、脾俞、气海、足三里，吸拔诸穴 5 分钟，每日 1 次。肝经湿热选中极、肝俞、三阴交、阴陵泉，先点刺肝俞，后吸拔诸穴 5 分钟，每日 1 次。或只取神阙。留罐 3 分钟，隔日 1 次（图 9-33 至图 9-35）。

2. 针刺后拔罐法

方法一：主穴为百会、关元、气海、三阴交、足三里；配穴为

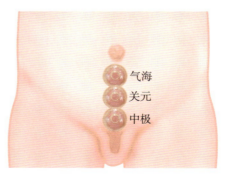

气海
关元
中极

▲ 图 9-33　遗尿症火罐疗法（一）

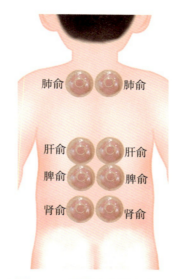

▲ 图 9-34　遗尿症火罐疗法（二）

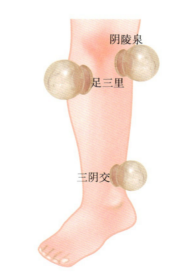

▲ 图 9-35　遗尿症火罐疗法（三）

水道、太溪、太冲、中极、利尿穴（脐下 2.5 寸）等。留针 20 分钟。并取双肾俞，留罐 15 分钟（图 9-36 至图 9-38）。

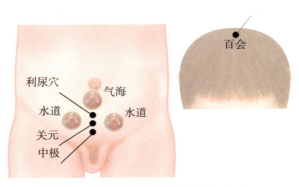

▲ 图 9-36　遗尿症针刺后拔罐法（一）

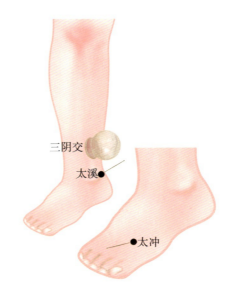

▲ 图 9-37　遗尿症针刺后拔罐法（二）

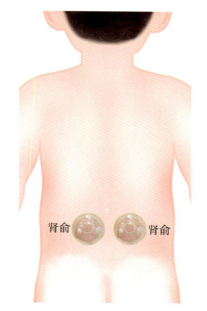

肾俞　　　　肾俞

▲ 图 9-38　遗尿症针刺后拔罐法（三）

方法二：T_{11}～L_5 华佗夹脊、关元、命门。留罐 10 分钟，隔日 1 次，10 次为 1 个疗程（图 9-39）。

（四）注意事项

治疗期间积极培养患儿按时排尿的习惯，夜间家长定时叫醒患儿起床排尿，有助于提高疗效。消除患儿的紧张心理，树立信心和勇气，家长不要因尿床而打骂。如有器质性病变应积极治疗原发病。

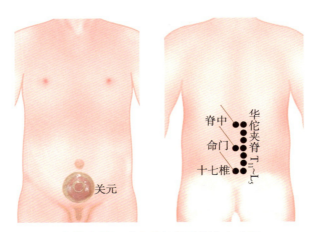

▲ 图 9-39　遗尿症针刺后拔罐法（四）

第 10 章　常见五官科疾病治疗

一、牙痛

（一）概述

牙痛是由多种牙体和牙周组织疾病引起的常见症状之一。常见的疾病有龋齿、急性牙髓炎、急性根尖周炎、牙周炎、牙本质过敏、牙齿折裂等。此外，颌骨的某些病变如急性化脓性上颌窦炎、颌骨骨髓炎及三叉神经痛等常伴发或诱发牙痛。本病属于中医学"齿痛"范畴。病因病机为风火毒邪，滞留脉络，胃火素盛又食辛辣厚味或风热邪毒外犯引动胃火，循经上损龈肉脉络，或肾阴不足，虚火上炎灼伤牙龈，齿失肾精荣养而引发牙痛。

（二）临床表现

实证多见牙齿疼痛剧烈，牙龈红肿较甚，或出脓渗血，肿连腮颊，头痛，口渴引饮，口气臭秽，大便秘结等。虚证多见牙齿隐隐作痛或微痛，牙龈微红，微肿，久则龈肉萎缩，牙齿浮动，咬物无力，午后疼痛加重。全身可兼见腰酸痛，头晕眼花，口干不欲饮等。

（三）治疗

1. 刺络拔罐法

方法一：风火证选风池、大椎。胃火证选胃俞、颊车、下关、支沟、承山。肾虚证选肾俞、志室、颊车、下关。先用针点刺上穴，后吸拔诸穴 5～10 分钟。每日 1 次（图 10-1 和图 10-2）。

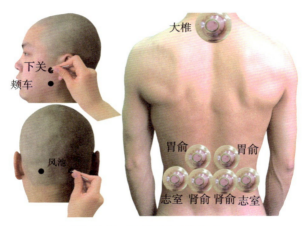

▲ **图 10-1　牙痛刺络拔罐法（一）**

方法二：颊车、内庭用三棱针点刺，颊车吸拔 15 分钟，以出血为度。大杼、胃俞拔罐 20 分钟。每日 1 次，5 次为 1 个疗程（图 10-3）。

2. 刺血拔罐法

胃俞、大椎、合谷、内庭、行间、颊车、下关。每穴用三棱针点刺 2～3 下至出血（尽量点刺皮肤浅静脉怒张处），胃俞、大椎、颊车、下关吸拔 10～15 分钟，至皮肤出现紫红色瘀血或拔出毒血

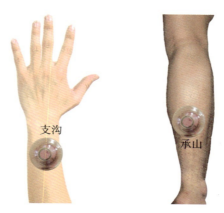

▲ 图 10-2 牙痛刺络拔罐法（二）

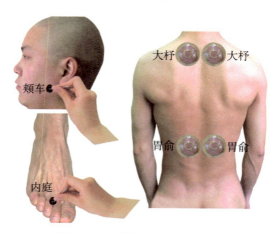

▲ 图 10-3 牙痛刺络拔罐法（三）

1～5 毫升，至皮肤穴位不再出血为度。隔日 1 次，6 次为 1 个疗程（图 10-4 和图 10-5）。

3. 梅花针叩刺后拔罐法

压痛点（患部阿是穴）、颊车（健侧）、合谷（健侧）。风火证

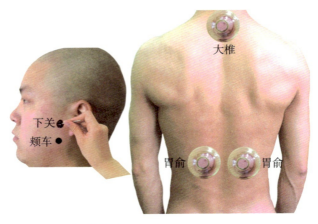

▲ 图 10-4　牙痛刺血拔罐法（一）

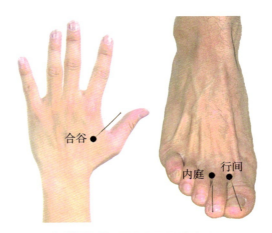

▲ 图 10-5　牙痛刺血拔罐法（二）

配曲池、大椎；胃火证配内庭、胃俞；肾虚证配太溪、肾俞。内庭、太溪叩刺出血不拔罐。其余穴位适当叩刺留罐 10～20 分钟，每日 1 次（图 10-6 至图 10-8）。

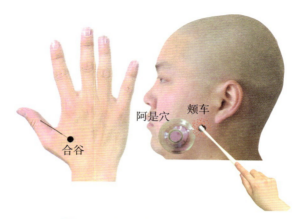

▲ 图 10-6　牙痛梅花针叩刺后拔罐法（一）

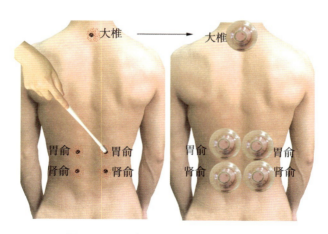

▲ 图 10-7　牙痛梅花针叩刺后拔罐法（二）

（四）注意事项

　　讲究口腔卫生，早晚刷牙，少食辛辣厚味。在牙痛缓解后，根据不同牙病加以彻底治疗。

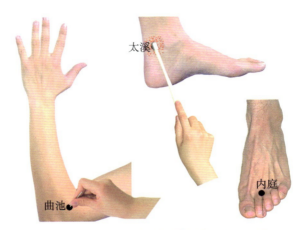

▲ 图 10-8　牙痛梅花针叩刺后拔罐法（三）

二、复发性口腔溃疡

（一）概述

复发性口腔溃疡，本病以周期性反复发作为特点。一般 7～10 日愈合，病史可长达一二十年之久，好发于青壮年。其发病与中枢神经系统紊乱及内分泌障碍有关。诱发因素有睡眠不足、精神紧张、消化不良、便秘等。本病属于中医学"口疮""口疳"等范畴。

（二）临床表现

1. 复发性轻型口腔溃疡

溃疡周期性反复发作，有自限性。表现为发生于非角化黏膜上的圆形或椭圆形孤立浅小溃疡，数目 1～2 个，黄豆大小，灼痛明显。溃疡一般 7～10 天可愈合，愈合不留瘢痕。

2. 复发性口炎型口腔溃疡

同时发作的溃疡数目可达十几个或几十个，散在分布呈口炎形式，病损不具成簇性。疼痛较复发性轻型口腔溃疡更明显。唾液增多，淋巴结大，可低热或头痛。其他特点同复发性轻型口腔溃疡。

3. 复发性坏死性黏膜周围炎

溃疡发作有周期性。溃疡的直径达 1～2 厘米，甚至更大。大溃疡数目常为 1～2 个，可同时伴发数个小溃疡。大溃疡形状不规则，边缘不齐，中央弹坑状，溃疡底达黏膜下腺体组织，基底微硬或结节状，表面有黄色伪膜，周围有炎症反应。深大溃疡一般持续 1～2 个月才能愈合，个别患者病程可达 4～5 个月以上。早期深大溃疡多位于口腔前部，反复发作后，病损可向口腔后部移行。溃疡愈合后在局部遗留瘢痕，若溃疡发生在口腔后部，则可因组织破坏缺损，瘢痕挛缩，造成悬雍垂、舌腭弓等的畸形或缺损。患者有剧烈疼痛，吞咽困难，局部淋巴结肿大。全身可有不适，血沉加快。

（三）治疗

刺血拔罐法

大椎、太阳、足三里、合谷、少海。先用三棱针点刺 2～3 下，至皮肤出血，吸拔留罐 10～15 分钟，拔出毒血 1～5 毫升，1 周 2 次，6 次为 1 个疗程（图 10-9 和图 10-10）。

（四）注意事项

节制饮食，少食辛辣厚味及醇酒肥甘之品，调情志，保证充足睡眠，锻炼身体，增强体质。

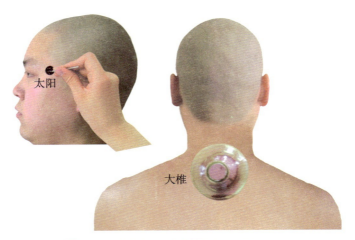

▲ 图 10-9　复发性口腔溃疡刺血拔罐法（一）

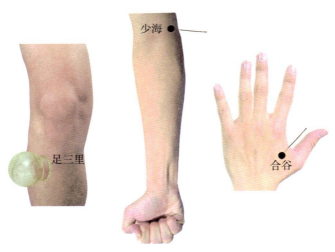

▲ 图 10-10　复发性口腔溃疡刺血拔罐法（二）

三、睑腺炎

（一）概述

睑腺炎是由细菌感染引起的眼睑部急性化脓性炎症，亦称麦粒肿。病变在睫毛根部皮脂腺为外睑腺炎，即外睑腺炎；病变在睑板腺者称睑板腺炎，即内睑腺炎。本病可归属于中医学"针眼""土疳"等病证范畴。

（二）临床表现

初起胞睑痒痛，睑弦微肿，按之有小硬结，形如麦粒，压痛明显。局部红肿疼痛加剧，逐渐成脓，起于睑弦者在睫毛根部出现脓点，发于睑内者，睑内面出现脓点，破溃或切开排出脓后，病情随之缓解。严重针眼，胞睑漫肿，皮色暗红，可伴有恶寒发热，耳前常有臖核，发于外眦部，每易累及白睛浮肿，状如鱼胞。本病有反复发作和多发倾向。

（三）治疗

1. 刺络拔罐法

方法一：取太阳。将太阳穴进行常规消毒，用三棱针或毫针点刺 1～3 下，然后选择小号拔火罐立即拔于太阳穴上，留罐 5～10 分钟，拔出数滴瘀血或使皮肤出现红色瘀血为止，起罐后擦净皮肤上的血迹。每日 1 次，3 次为 1 个疗程（图 10-11）。

方法二：取大椎、印堂、太阳。将以上穴位进行常规消毒，每穴用三棱针点刺 2～3 下或用梅花针叩刺至微出血，选用大小适当的

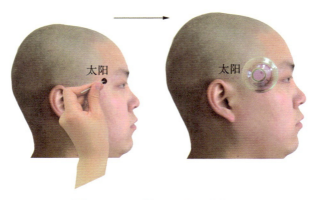

▲ 图 10-11　睑腺炎刺络拔罐法（一）

火罐拔于所点刺的穴位上，留罐 10～15 分钟，拔出血量 1～5 毫升，使皮肤拔出紫红色瘀血为度，起罐后擦净皮肤上的血迹。每日治疗 1次，3 次为 1 个疗程（图 10-12）。

　　方法三：取委中、阳白、耳尖。将委中、阳白穴进行常规消毒，

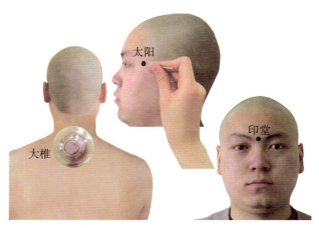

▲ 图 10-12　睑腺炎刺络拔罐法（二）

每穴用三棱针点刺 1～3 下，立即用小号拔火罐拔于所点刺的穴位，留罐 10～15 分钟，拔出血量 1～3 毫升，或使皮肤出现紫红色瘀血为度，起罐后擦净皮肤上的血迹。然后用手揉捏耳郭至充血发红，将耳尖穴进行消毒，用三棱针点刺耳尖穴，挤出数滴血液。每日治疗 1 次，3 次为 1 个疗程（图 10-13）。

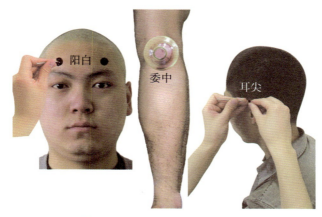

▲ 图 10-13　睑腺炎刺络拔罐法（三）

方法四：身柱、肺俞、肝俞、脾俞、$T_{1～12}$ 两侧反应点。用梅花针叩刺至皮肤微出血为度，然后拔罐 10～20 分钟。2～4 日治疗 1 次（图 10-14）。

方法五：大椎、风池、合谷、$T_{1～7}$ 两侧的皮疹反应点。用梅花针叩刺至微出血，然后拔罐 10～15 分钟。每天 1 次（图 10-15）。

方法六：在背部 $T_{1～12}$ 至腋后线范围内找粟粒大小淡红色皮疹，或皮下小结节、压痛点。用三棱针点刺出血拔罐 15～20 分钟。每天 1 次（图 10-16）。

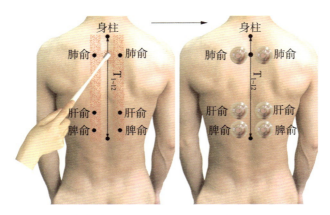

▲ 图 10-14　睑腺炎刺络拔罐法（四）

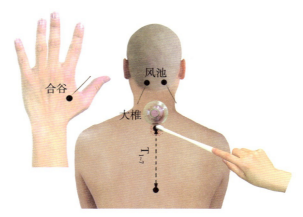

▲ 图 10-15　睑腺炎刺络拔罐法（五）

　　方法七：①风门、合谷、两肩胛区及 $T_{1\sim7}$ 两旁的淡红色疹点；②胸椎 1～12 两侧，肺俞、心俞、脾俞。①组适用于急性期，采用梅花针重叩刺后拔罐 15 分钟；②组适用于反复发作者及调理治疗。采用梅花针中度叩刺后拔罐 20 分钟。急性期每日治疗 1 次，慢性期

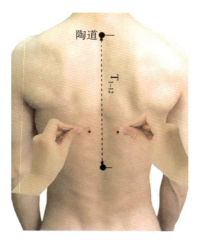

▲ 图 10-16　睑腺炎刺络拔罐法（六）

2~4 日治疗 1 次（图 10-17）。

　　方法八：风热客睑型取大椎、风池、风府、太阳。脾胃热盛型取太阳，曲池，支沟，阴陵泉。脾胃气阴两虚型取大椎、曲池、三阴

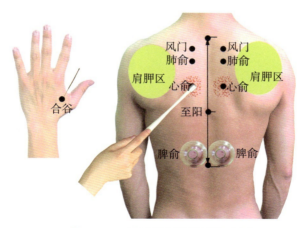

▲ 图 10-17　睑腺炎刺络拔罐法（七）

交、足三里。脾胃气血虚弱型取足三里、脾俞、胃俞、中脘、章门。先用三棱针点刺，风池、风府挤出少量血，余穴再取口径 1.5 厘米的玻璃罐在点刺穴位上，用闪火法拔 5 分钟。每天 1 次（图 10-18 至图 10-21）。

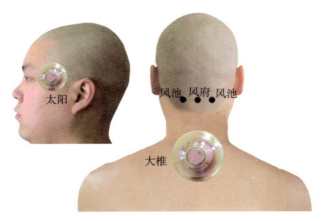

▲ 图 10-18　睑腺炎刺络拔罐法 - 风热客睑

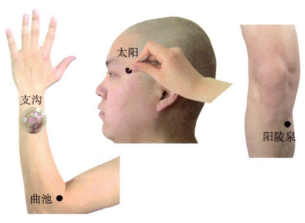

▲ 图 10-19　睑腺炎刺络拔罐法 - 脾胃热盛

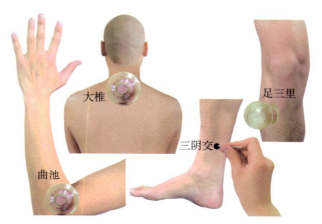

▲ 图 10-20　睑腺炎刺络拔罐法－脾胃气阴两虚

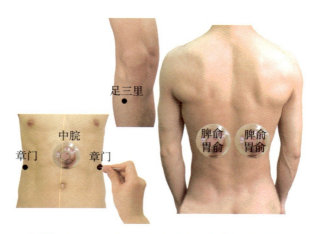

▲ 图 10-21　睑腺炎刺络拔罐法－脾胃气血虚弱

2. 胸背部挑刺放血配合拔罐法

　　患者将一侧上肢（男左女右）上举，置于对侧肩后，手心向背，伸直手指，中指所指的地方即为挑刺放血的部位。然后用 75% 酒精棉球消毒，再用消毒三棱针将找到的脓疱、丘疹、红点或变形的毛孔挑破出血，然后拔罐 15～20 分钟。每日 1 次（图 10-22）。

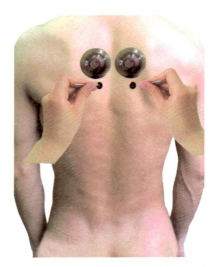

▲ 图 10-22　睑腺炎胸背部挑刺放血配合拔罐法

3. 耳穴刺血配合拔罐法

取耳穴眼、肝、胆、脾、胃、耳尖穴。按揉耳郭，使其充血，消毒后用三棱针点刺穴区，使之出血，再挤捏 3～5 下。大椎穴如上法点刺放血加拔罐。每日 1 次，一般 1～3 次治愈（图 10-23）。

4. 刺血拔罐法

取大椎穴。患者取坐位或俯卧位，局部常规消毒，医者右手拇、食、中指持笔式执三棱针，在大椎穴中心点进行快速点刺，病情较重或双眼发病者作一线三点法，即在穴位中心点及左右两侧各 1 厘米处各点刺 1 针，用大号或中号火罐闪火法迅即扣在点刺处，留罐

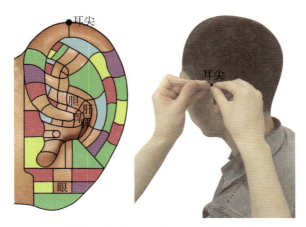

▲ 图 10-23　睑腺炎耳穴刺血配合拔罐法

3～5 分钟，拔出血液 1～3 毫升，起罐后用酒精棉球消毒，擦净血迹，每日 1 次，3 次为 1 个疗程（图 10-24）。

（四）注意事项

拔罐疗法治疗睑腺炎早期局部红肿硬结尚未成脓者效果显著，

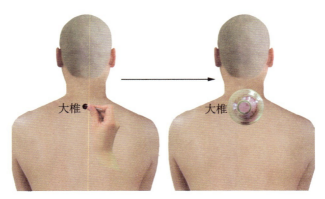

▲ 图 10-24　睑腺炎刺血拔罐法

往往 1～2 次即痊愈，对于已成脓者拔罐刺血治疗也有很好的效果，对于脓肿严重者，应配合眼科综合治疗。本病初起至化脓切忌挤压，以免细菌挤入血流，造成感染。在治疗期间至睑腺炎消失 10 日内，忌食辣椒、大蒜、白酒等刺激性食物，以免影响疗效，保持大便通畅，亦十分重要。

四、结膜炎

（一）概述

结膜炎是眼结膜的炎症性疾病，大多是由细菌或病毒感染而引起，具有传染性或流行性。本病属于中医学"天行赤眼""赤丝虬脉""暴风客热""红眼病"等范畴。

（二）临床表现

急性结膜炎是一种流行性眼病，发病急骤，自觉眼部有痒感、异物感、灼热感或疼痛，眼睛红肿，分泌物多，灼热，畏光，睑、球结膜有充血、水肿，乳头增生，滤泡形成；慢性结膜炎因急性结膜炎未能完全治愈而引起，也可因其他原因（环境污染、睡眠不足）引起，结膜变为肥厚，常有目痒、灼热、干燥、瞬目、异物感、羞明、眼易疲劳等症状。

（三）治疗

刺络拔罐法

方法一：急性结膜炎，①大椎、心俞、肝俞；②身柱、膈俞、胆俞。慢性结膜炎，①大椎、左心俞、右肝俞；②身柱、右心俞、左肝俞。每次选 1 组，用刺络拔罐法，留罐 15～20 分钟。急性期每日治疗 1 次，慢性期隔日治疗 1 次，5 次为 1 个疗程（图 10-25 和图 10-26）。

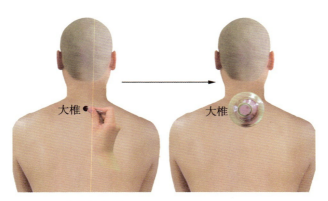

▲ 图 10-25　结膜炎刺络拔罐法（一）

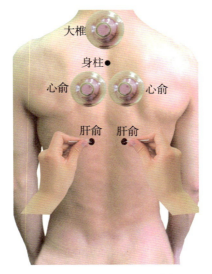

▲ 图 10-26　结膜炎刺络拔罐法（二）

　　方法二：取大椎及其两侧旁开 0.5 寸处（即定喘）、太阳、印堂、阳白。采用刺络拔罐法、留罐 15～25 分钟，每日 1 次，症状缓解后改隔天 1 次（图 10-27）。

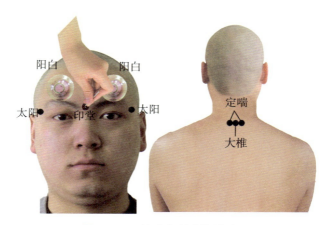

▲ 图 10-27　　结膜炎刺络拔罐法（三）

　　方法三：取肩髃、大椎、肩井。用三棱针点刺后拔罐 10～15 分钟，以吸出暗红色血液为佳，每日 1 次（图 10-28）。

　　方法四：取大椎、少泽（双）、眼（耳穴）。用三棱针点刺出血，大椎穴再拔罐 15～20 分钟。每日 1 次（图 10-29 和图 10-30）。

　　方法五：取肝俞、大椎及两侧旁开 0.5 寸处（即定喘）、太阳（患侧）。用刺络拔罐法。先用三棱针点刺，微出血，然后拔罐 15～20 分钟。每日治疗 1 次，待症状缓解后改为隔日治疗 1 次（图 10-31）。

　　方法六：取主穴大椎、太阳、大肠俞、肝俞；配穴少泽（双）、百会、攒竹。用刺络拔罐法。先在主穴和配穴均用三棱针点刺出血 1～2 滴，然后在主穴上拔罐 10～15 分钟。每日或隔日 1 次（图 10-32 和图 10-33）。

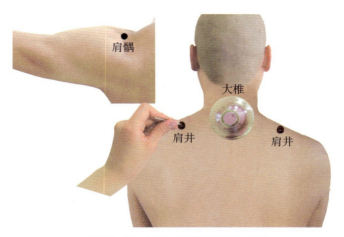

▲ 图 10-28　结膜炎刺络拔罐法（四）

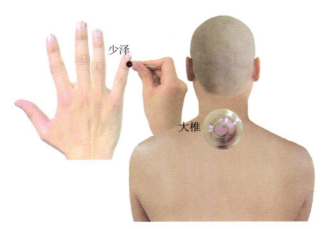

▲ 图 10-29　结膜炎刺络拔罐法（五）

　　方法七：取大椎、风池、耳尖。将大椎、风池穴进行常规消毒，每穴用三棱针点刺 2～3 下或用梅花针叩刺至微出血，选择大小适宜的火罐立即拔于所点刺的穴位上，留罐 10～15 分钟，拔出毒

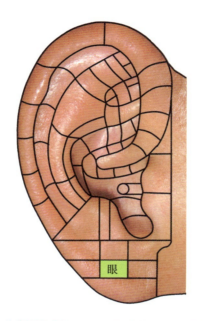

▲ 图 10-30　结膜炎刺络拔罐法－耳穴

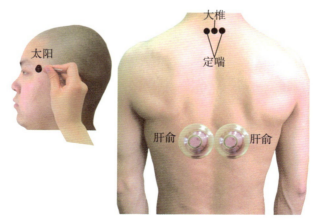

▲ 图 10-31　结膜炎刺络拔罐法（六）

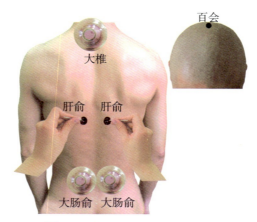

▲ 图 10-32　结膜炎刺络拔罐法（七）

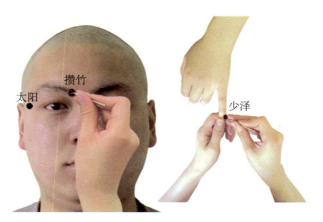

▲ 图 10-33　结膜炎刺络拔罐法（八）

血 1～5 毫升或皮肤出现紫红色瘀血为度，起罐后擦净皮肤上的血迹。然后用手揉捏耳郭至发红充血，将耳尖进行消毒，用三棱针点刺耳尖穴 1～2 下，挤出数滴血液。每日治疗 1 次，3 次为 1 个疗程（图 10-34）。

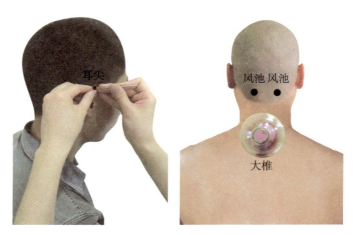

▲ 图 10-34　结膜炎刺络拔罐法（九）

方法八：取太阳。将太阳穴进行常规消毒后，每穴用三棱针点刺 2～3 下（尽量点刺穴位处怒张的静脉），然后选择小号火罐立即拔于所点刺的穴位，留罐 10～15 分钟，拔出毒血 1～5 毫升或使皮肤出现紫红色瘀血为止，起罐后擦净皮肤上的血迹。每日治疗 1 次，3 次为 1 个疗程（图 10-35）。

（四）注意事项

拔罐治疗急性结膜炎效果较好，慢性结膜炎坚持治疗亦有一定疗效。拔罐刺血治疗本病疗效显著，尤其对于缓解羞明、流泪、异物感、眼痛等症状有罐到病除之功。对于一些传染性结膜炎应加强预防，毛巾、脸盆等物应专人专用，用后应严格消毒。治疗期间患者应忌食辛辣刺激性食物。

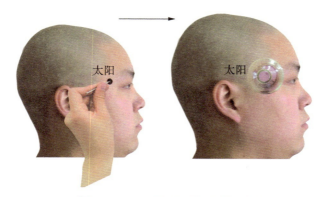

▲ 图 10-35　结膜炎刺络拔罐法（十）

五、溢泪症

（一）概述

溢泪症是由于泪液的排出系统如同下水道出现障碍一样，泪液不能顺利地排到鼻腔，不由自主地经常有眼泪流出的眼病。中医学称之为"迎风冷泪""迎风流泪"。

（二）临床表现

泪液不由自主流出，泪液清稀，重者时时频流，轻者时作时止，入冬或遇风增剧。其泪窍无异常，按睛明穴，无黏液溢出。冲洗泪道不畅或不通，但无黏液外溢。

（三）治疗

1. 刺络拔罐法

主穴为大椎、肺俞、肝俞、肾俞；配穴为睛明、承泣。先用梅花针叩刺至微出血，后拔罐 5 分钟，同时以毫针针刺配穴，不留针，不拔罐。隔日治疗 1 次（图 10-36 和图 10-37）。

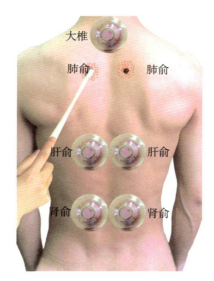

▲ 图 10-36　溢泪症刺络拔罐法 - 主穴

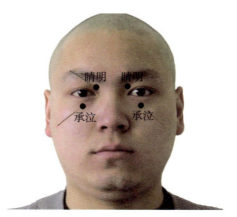

▲ 图 10-37　溢泪症刺络拔罐法 - 配穴

2. 针罐法

方法一：取睛明、承泣、风池、肝俞、肾俞。先用毫针刺睛明、承泣、风池穴，不留针；然后用梅花针叩刺肝俞、肾俞，用闪火法拔罐 15 分钟，隔日 1 次（图 10-38 和图 10-39）。

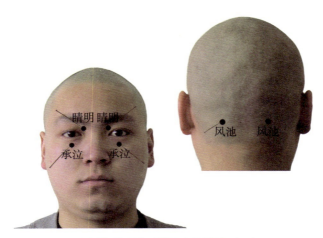

▲ 图 10-38　溢泪症针罐法（一）

方法二：取患侧太阳穴，用毫针直刺约 1 寸，留针 20～30 分钟，起针后拔罐 10～15 分钟，起罐后再贴伤湿止痛膏。1～5 日治疗 1 次（图 10-40）。

（四）注意事项

拔罐治疗本病，可取得一定的临床效果，如配合以药物及针灸治疗，则疗效更佳。在治疗的同时，要注意以治疗眼科原发病为原则，帮助疾病的治愈。

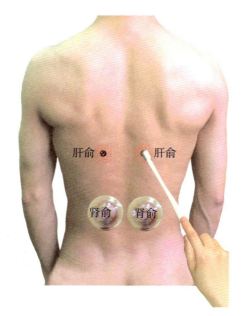

▲ 图 10-39　溢泪症针罐法（二）

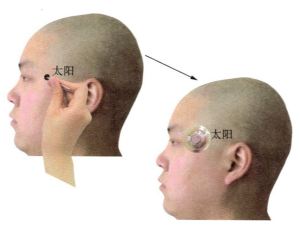

▲ 图 10-40　溢泪症针罐法（三）

六、耳源性眩晕

（一）概述

耳源性眩晕又称内耳眩晕症、梅尼埃病。其特点为阵发性眩晕，波及耳鸣及耳聋。本病属于中医学"眩晕"范畴。

（二）临床表现

1. 阵发性突发眩晕

患者感觉周围物体绕自身旋转，伴恶心、呕吐、面色苍白，神志清楚，有耳鸣、耳聋及耳闷感，持续数分钟或数小时后突然消失或逐渐减轻，可一日发作数次，至数年发作 1 次。眩晕发作期间，部分患者有患侧头部或耳内胀满感、沉重、压迫感，或耳周围灼热感。

2. 耳鸣、耳聋、眼震

耳鸣常为先兆，随之听力下降，多为一侧，发病时耳聋加重，可有自发性眼震，呈水平旋转，方向不定，鼓膜正常。听力检查显示感音神经性耳聋。

（三）治疗

1. 火罐疗法

取穴风池、翳风、支沟。肝阳上亢加肝俞、肾俞、三阴交、太冲；气血亏虚加脾俞、膈俞、气海、关元、足三里、曲池；肾精不足加肾俞、肝俞、关元、太溪、三阴交；痰浊中阻加脾俞、中脘、丰隆、足三里。风池、翳风、太冲针刺，余用单纯罐法。肝阳上亢与痰浊中阻亦可用刺络拔罐法，气血亏虚与肾精不足可用罐后加温灸（图 10-41 至图 10-45）。

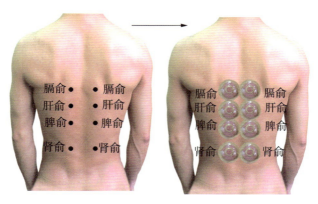

▲ 图 10-41　耳源性眩晕火罐疗法（一）

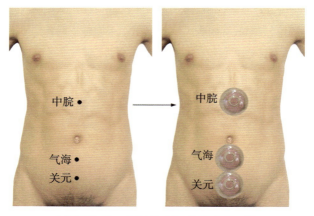

▲ 图 10-42　耳源性眩晕火罐疗法（二）

2. 刺络拔罐法

①大椎、心俞、肝俞、三阴交。②脾俞、肾俞、足三里、丰隆。先用三棱针点刺穴位，后用罐吸拔点刺穴位，留罐 10 分钟，每日 1 次，每次 1 组（图 10-46 和图 10-47）。

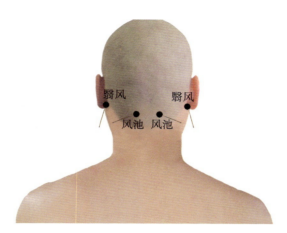

▲ 图 10-43　耳源性眩晕火罐疗法（三）

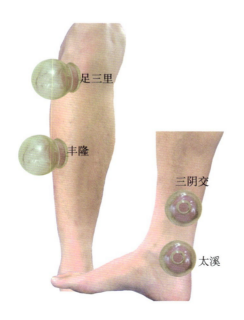

▲ 图 10-44　耳源性眩晕火罐疗法（四）

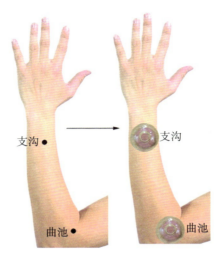

▲ 图 10-45　耳源性眩晕火罐疗法（五）

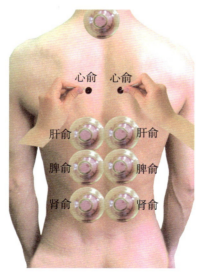

▲ 图 10-46　耳源性眩晕刺络拔罐法（一）

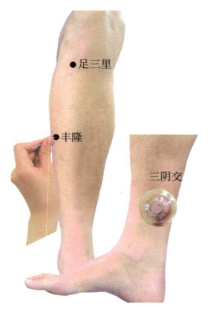

▲ 图 10-47　耳源性眩晕刺络拔罐法（二）

（四）注意事项

发作期间应注意休息，加强营养，低盐饮食，消除紧张、恐惧心理，呕吐严重出现脱水者，可输液治疗。生活规律，劳逸结合，减少复发机会。其他原因的眩晕，可参考本病辨证治疗。

七、急性咽炎

（一）概述

急性咽炎是咽黏膜和黏膜下组织及淋巴组织的急性炎症。

（二）临床表现

起病急剧，咽喉红肿疼痛，干燥，灼热感，吞咽时疼痛加剧，可放射至耳部，咽部分泌物增多，伴有刺激性咳嗽，常伴恶寒发热、头痛、关节酸疼和全身不适等全身症状，检查可见咽部充血、水肿，扁桃体肿大，咽隐窝内有炎性渗出物堆积成白色或黄白色的脓点，常伴颌下淋巴结肿大、压痛。

（三）治疗

刺络拔罐法

方法一：取大椎、肺俞、肝俞、少商、商阳。先将大椎、肺俞、肝俞穴进行常规消毒，每穴用三棱针点刺后，立即在所点刺的穴位拔罐，留罐 10～15 分钟，拔出毒血 1～5 毫升，起罐后擦净皮肤上的油迹。然后将少商、商阳穴进行常规消毒，每穴用三棱针点刺数下，挤出毒血 6～12 滴，至挤出的血液由紫红色变为淡红色为止。隔日治疗 1 次，6 次为 1 个疗程（图 10-48）。

方法二：将太阳、天突穴进行常规消毒，每穴用三棱针点刺 3～5 下，选择小号火罐，立即拔于所点刺的部位，留罐 10～15 分钟，至皮肤出现红色瘀血或拔出毒血 1～5 毫升为止，起罐后擦净皮肤上的血迹，隔日治疗 1 次，6 次为 1 个疗程（图 10-49）。

方法三：取大椎、耳尖。先将大椎穴进行常规消毒，用 1.5 寸的毫针刺之，采用强刺激泻法，取得针感后在针上拔火罐，留罐 10～15 分钟，至皮肤出现紫红色瘀血后起罐拔针。然后用手揉捏耳郭至充血发红，将耳尖进行常规消毒，用三棱针点刺后，挤出数滴毒血。每日或隔日治疗 1 次，6 次为 1 个疗程（图 10-50）。

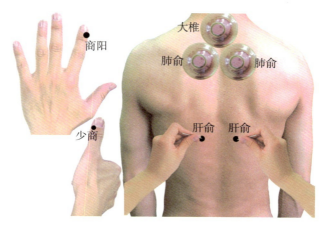

▲ 图 10-48　急性咽炎刺络拔罐法（一）

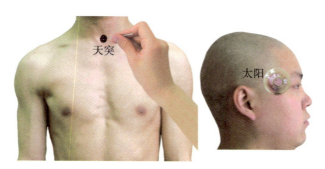

▲ 图 10-49　急性咽炎刺络拔罐法（二）

（四）注意事项

　　拔罐刺血疗法治疗本病效果较好，尤其对于急性咽喉肿痛效果显著，往往可以立即缓解疼痛，局部炎症亦随之消失，体温自然下降，一般治疗 1～2 次即可痊愈。在治疗期间，患者应忌食辛辣刺激性食物及戒烟酒等。

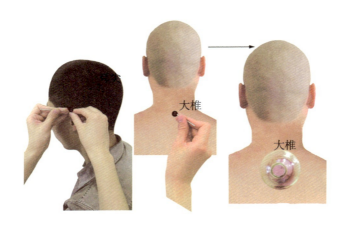

▲ 图 10-50　急性咽炎刺络拔罐法（三）

八、慢性咽炎

（一）概述

慢性咽炎是指咽黏膜、黏膜下组织和淋巴组织的慢性弥漫性炎症。多发于成年人，有时症状顽固，不易治愈。常由反复上呼吸道感染或长期理化刺激（如化学气体、粉尘、辛辣饮食、烟酒等）所造成。本病属于中医学"虚火喉痹"范畴。

（二）临床表现

咽部可有各种不适感觉，如异物感、发痒、灼热、干燥、微痛、干咳、痰多不易咳净，讲话易疲劳，或于刷牙漱口，讲话多时易恶心作呕，检查见咽部黏膜充血呈暗红色，咽后壁有淋巴滤泡增生，呈颗粒状。

（三）治疗

1.刺络拔罐法

方法一：先用三棱针点刺（加少商），挤出血 6～12 滴，至挤出的血液由紫红色变为淡红色为止。隔日 1 次，10 次为 1 个疗程（图 10-51 ）。

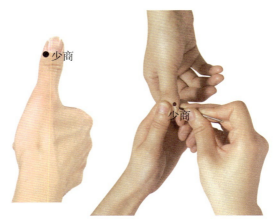

▲ **图 10-51**　**慢性咽炎刺络拔罐法（一）**

方法二：大椎，配穴定喘。先用三棱针点刺大椎 1～2 分深，在以大椎穴为中心拔罐 10～15 分钟，每日 1 次，3 日为 1 个疗程（图 10-52 ）。

2.梅花针叩刺后走罐法

颈椎及其两侧、$T_{1～3}$ 两侧，肘至腕部之大肠经线上、足踝部之肾经线上。先在应拔部位用梅花针叩刺（依次从颈椎→胸椎→肘腕部→踝部）2～3 遍，再依次用走罐法至皮肤潮红，亦可任选数穴

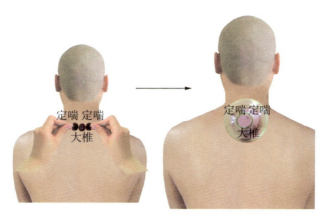

▲ 图 10-52　慢性咽炎刺络拔罐法（二）

（在上述范围内）用留罐法留罐。隔日 1 次，10 次为 1 个疗程（图 10-53 至图 10-55）。

（四）注意事项

预防反复感染，若感冒后应少说话，减少烟酒、辛辣及粉尘刺

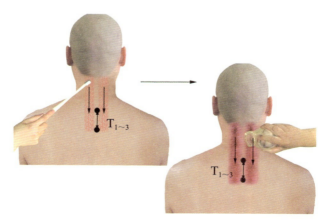

▲ 图 10-53　慢性咽炎梅花针叩刺后走罐法（一）

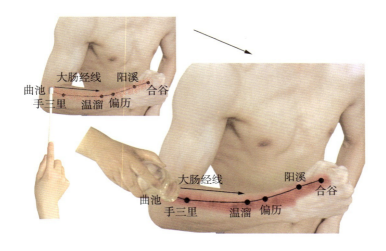

▲ 图 10-54　慢性咽炎梅花针叩刺后走罐法（二）

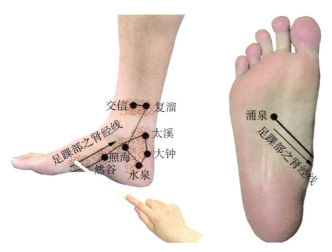

▲ 图 10-55　慢性咽炎梅花针叩刺后走罐法（三）

激。用生理盐水漱口，保持口腔卫生。

九、耳鸣

（一）概述

耳鸣是指患者在耳部或头部的一种声音感觉，但周围环境中并无相应的声源存在，是多种耳部病变和全身疾病的症候群之一，以耳鸣为主症者作为疾病对待。本病属于中医学"耳鸣"范畴。

（二）临床表现

患者自觉耳内或头内有鸣响的感觉，而周围环境中并无相应的外在声源，可发于一侧，亦可发于双侧。耳鸣音调可呈各种各样，可反复发作或持续发作，可受声音环境及精神情绪因素影响，时轻时重，甚至可影响工作、睡眠，可伴有眩晕、耳堵闷感及重听诸症（非振动性耳鸣）。

（三）治疗

1. 刺络拔罐法

方法一：①耳门、听宫、翳风、外关、肝俞；②听会、风池、三阴交、肾俞。每次选一组。耳周诸穴用毫针针刺20分钟，余穴用三棱针点刺2~3下，吸拔留罐10~15分钟，至皮肤瘀血或拔出瘀血1毫升。每日1次，10次为1个疗程（图10-56和图10-57）。

方法二：主穴为胆俞、听宫、行间、外关。配穴为太冲、丘墟、耳门、听会、翳风。先用三棱针在主穴、配穴上点刺放血1~3滴，在胆俞上拔罐5分钟，隔日1次，5次为1个疗程（图10-58和

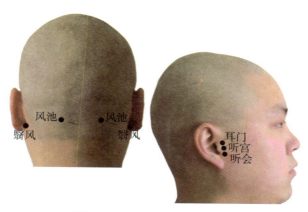

▲ 图 10-56　耳鸣刺络拔罐法（一）

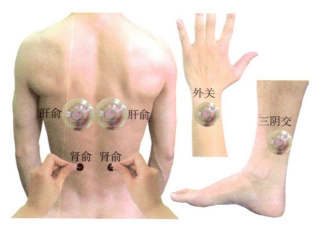

▲ 图 10-57　耳鸣刺络拔罐法（二）

图 10-59）。

2. 针罐法

听宫、中渚。新病配听会、率谷、翳风、侠溪；久病配耳门、百会、肾俞、照海。先用毫针刺（新病用泻法，久病用补法），针

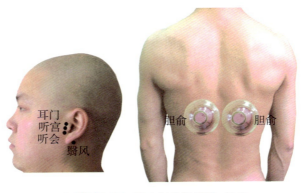

▲ 图 10-58　耳鸣刺络拔罐法（三）

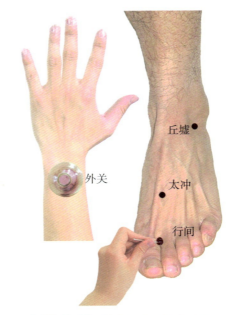

▲ 图 10-59　耳鸣刺络拔罐法（四）

后肾俞拔罐 10 分钟，每日 1 次，5 次为 1 个疗程（图 10-60 和图 10-61 ）。

3. 走罐法

足太阳膀胱经的大杼至膀胱俞，督脉的大椎至腰俞，沿两条经

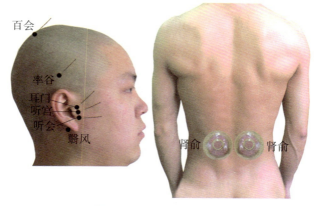

▲ 图 10-60　耳鸣针罐法（一）

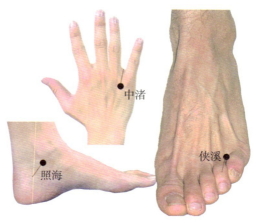

▲ 图 10-61　耳鸣针罐法（二）

脉来回推罐，至皮肤发红。耳门、翳风、中渚穴毫针针刺 20 分钟（图 10-62）。

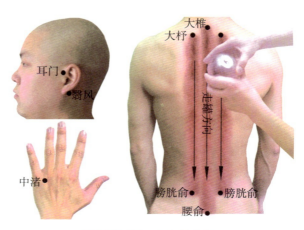

▲ 图 10-62　耳鸣走罐法

（四）注意事项

治疗期间注意休息，避免过劳和精神刺激。本法对神经性耳鸣效果好，对于顽固性耳鸣应积极寻找病因，对因治疗。

十、鼻出血

（一）概述

鼻出血是一种常见症状，可出现于各种年龄、时间和季节，多由局部病变（如炎症、外伤、鼻中隔偏曲、肿瘤等）和全身性疾病（如引起动静脉压增高的疾病，出凝血功能障碍，血管张力改变等）引起。前者引起的多发生于单侧鼻腔，出血量不多，后者引起的多为双侧交替性或同时出血，出血量多，时间长，难以遏止。临床表现轻者涕中带血，重者可引起失血性休克，反复出血则导致贫血。本病属于中医学"鼻衄"范畴。

（二）临床表现

以鼻腔出血为主要症状。一般发病较急，为单侧，亦可为双侧；出血量多少不一，轻者仅鼻涕中带血，重者可引起失血性休克；反复出血则可导致贫血。多数出血可自止。

（三）治疗

1. 针罐法

方法：太冲、内庭、涌泉、合谷、大椎。大椎用三棱针点刺诸穴 2～3 下，吸拔留罐 10～15 分钟，其余穴位针刺，每日 1 次，6 次为 1 个疗程（图 10-63 和图 10-64）。

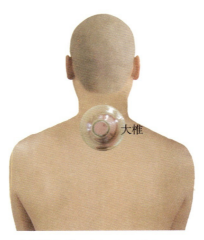

▲ **图 10-63 鼻出血针罐法（一）**

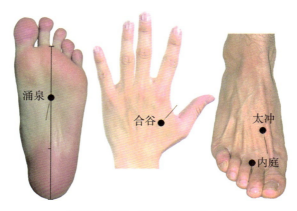

▲ 图 10-64　鼻出血针罐法（二）

2. 刺络拔罐法

大椎、关元。以皮肤针重叩出血，吸拔留罐 10～15 分钟，复发每周 2 次（图 10-65）。

（四）注意事项

急性大量出血者积极配合中西医药物治疗，消除紧张恐惧，疑有休克倾向，积极抗休克治疗。拔罐时配合原发病的治疗，忌食辛辣，改变挖鼻习惯，避免鼻孔损伤。

十一、慢性鼻炎

（一）概述

慢性鼻炎是一种常见的鼻腔黏膜和黏膜下层的慢性炎症，常伴有功能障碍，通常包括慢性单纯性鼻炎和慢性肥厚性鼻炎，后者常由前者发展、转化而来，但也可经久不发生转化，或开始即呈肥厚

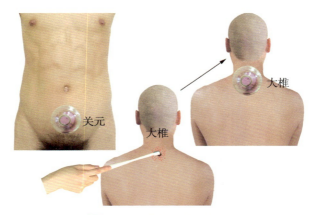

▲ 图 10-65　鼻出血刺络拔罐法

性改变。本病属于中医学"鼻窒"范畴。

（二）临床表现

慢性鼻炎以鼻塞为主要表现，可分为慢性单纯性鼻炎、慢性肥厚性鼻炎、萎缩性鼻炎等。慢性单纯性鼻炎主要表现为间歇性或交替性鼻塞，晨轻夜重，多涕，常为黏液性，间或有少量黏脓性涕。慢性肥厚性鼻炎表现为持续性闭塞，涕少，为黏脓性，不易排出，伴头胀痛、精神不振，可有邻近器官(咽)受累症状，嗅觉明显减退。检查可见鼻甲肥大，表面不平，滴麻黄素后不收缩。萎缩性鼻炎表现为鼻塞，常伴鼻咽干燥、鼻出血、嗅觉障碍、鼻臭等症，严重者可有头痛，鼻窦发炎处有明显胀痛感，可有红肿、拒按等症状。

（三）治疗

1. 刺络拔罐法

分 3 组，一组为大椎、合谷；二组为肺俞、足三里；三组为风池、曲池。每次取一组，用三棱针点刺后加罐吸拔，留罐 10～15 分钟，每周 2 次，症状缓解后每周 1 次（图 10-66）。

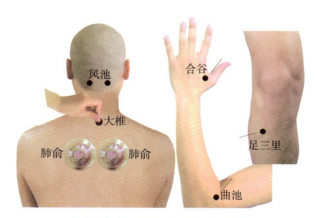

▲ 图 10-66　慢性鼻炎刺络拔罐法

2.梅花针叩刺拔罐法

主穴大椎、肺俞、脾俞、足三里、膈俞；配穴迎香。主穴用梅花针叩刺后拔罐 20 分钟，配穴只用毫针针刺，不拔罐，不留针。隔日 1 次（图 10-67）。

（四）注意事项

坚持治疗，增强体质，少食辛辣厚味。明确病因，综合治疗。

十二、鼻窦炎

（一）概述

鼻窦炎是鼻窦黏膜的一种非特异性炎症。有急、慢性之分。急

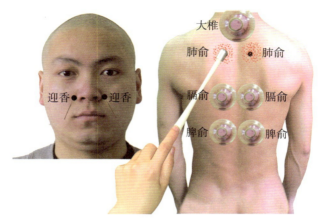

▲ 图 10-67　慢性鼻炎梅花针叩刺拔罐法

性可发生在一个鼻窦，慢性可累及多个鼻窦。以上颌窦的发病概率最多。本病属于中医学"鼻渊"范畴。

（二）临床表现

1. 急性鼻窦炎

有急性鼻炎、流感或急性感染性疾病史，有牙周或牙根感染病史。可见全身不适，关节疼痛、精神不振、发热恶寒等症状。鼻塞，嗅觉减退，鼻内有大量黏脓性或脓性分泌物，头痛可出现在前额、眉间或枕部，窦腔局部疼痛。

2. 慢性鼻窦炎

有急性鼻窦炎反复发作史。长期鼻塞，流黏脓或脓涕，头痛头昏，注意力不集中，嗅觉减退或消失。

（三）治疗

1. 火罐疗法

肺经郁热选风门、风池、合谷，先点刺诸穴，后吸拔 5 分钟，每日 1 次。胆腑郁热选风池、印堂、阳陵泉；脾经湿热选脾俞、中脘、公孙、阳陵泉；以上两型拔罐 5 分钟，每日 1 次。肺气虚寒选肺俞、太渊、四白，先温灸诸穴，后吸拔 5 分钟，每日 1 次。脾气虚弱选脾俞、中脘、足三里、三阴交，吸拔 5 分钟，日 1 次（图 10-68 至图 10-72）。

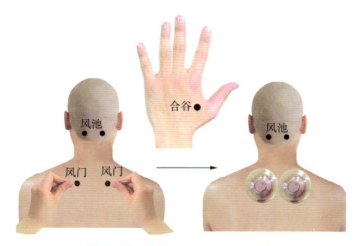

▲ 图 10-68　鼻窦炎火罐疗法 – 肺经郁热

（四）注意事项

积极治疗急性鼻窦炎，注意用鼻卫生，坚持治疗，预防慢性鼻窦炎。

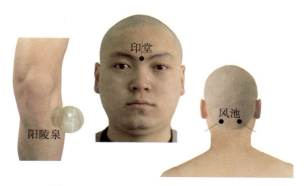

▲ 图 10-69　鼻窦炎火罐疗法－胆腑郁热

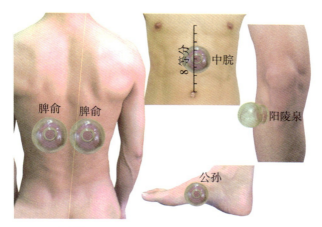

▲ 图 10-70　鼻窦炎火罐疗法－脾经湿热

十三、过敏性鼻炎

（一）概述

过敏性鼻炎，又称变态反应性鼻炎，是发生在鼻黏膜的变态反应性疾病，以鼻痒、喷嚏、鼻分泌亢进、鼻黏膜肿胀等为主要特点。

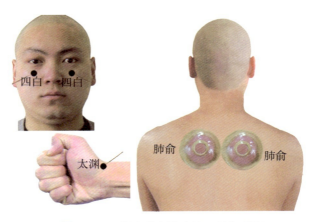

▲ 图 10-71　鼻窦炎火罐疗法－肺气虚寒

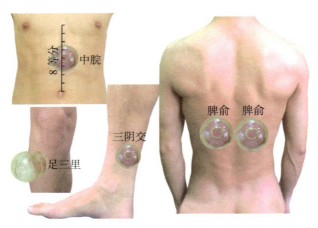

▲ 图 10-72　鼻窦炎火罐疗法－脾气虚弱

相当于中医学的鼻鼽。

（二）临床表现

过敏性鼻炎系由多种特异性致敏原引起的变态反应性疾病，多有过敏原接触史，表现为鼻阵发性奇痒，伴有眼部发痒、流泪、连续打喷嚏、流清涕、鼻塞多为双侧、嗅觉减退；常年性变应性鼻炎常有家族史，家庭中有哮喘、荨麻疹或药物过敏史。

（三）治疗

1.针刺拔罐法

①印堂、迎香、口禾髎、风池、合谷、足三里、三阴交；②肺俞、脾俞、肾俞、命门；③神阙。先针刺第 1 组穴位，用平补平泻法，得气后，留针 30 分钟。起针后再针第 2 组穴位，得气后，用捻转补泻法，行针 2～3 分钟，留针 30 分钟。第 3 组穴位拔罐，患者仰卧位，暴露腹部，用闪火法，在神阙穴连拔 3～5下，再留罐 5 分钟。每周 3 次，10 次为 1 个疗程（图 10–73 至图 10–75）。

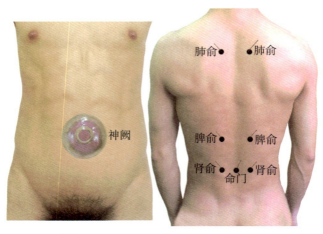

▲ 图 10-73　过敏性鼻炎针刺拔罐法（一）

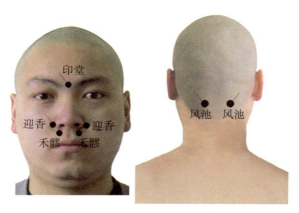

▲ 图 10-74　过敏性鼻炎针刺拔罐法（二）

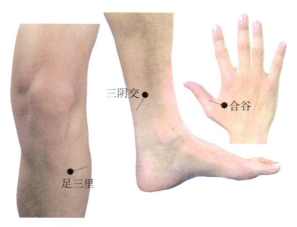

▲ 图 10-75　过敏性鼻炎针刺拔罐法（三）

（四）注意事项

避免接触过敏原，增强体质，严重者积极配合中西药行脱敏疗法。

十四、酒渣鼻

（一）概述

酒渣鼻是一种以鼻部发红，上起丘疹、脓疱及毛细血管扩张，形似酒渣为特征的皮肤病。中医学称之为"酒皶鼻"。

（二）临床表现

鼻头或鼻两侧多呈红斑丘疹。一般临床分三期：红斑期主要是潮红毛细血管扩张；丘疹期是在潮红的基础上出现散在米粒大小丘疹或掺杂小脓疱，但无粉刺；鼻赘期为晚期，鼻尖出现结节、肥大增生，表面凹凸不平如鼻赘。一般无自觉不适症状。在面部常见五点分部，即鼻尖、两眉间、两颊部、下颌部、鼻唇沟等。患者常面部油脂分泌较多，有便秘习惯。

（三）治疗

1. 针刺火罐法

头面部印堂、迎香、承浆、列缺、合谷、血海、足三里、三阴交。以上诸穴采用毫针刺法，血海、足三里针后留罐10～15分钟，每日1次（图10-76和图10-77）。

2. 刺络拔罐法

迎香、印堂、素髎，交替使用，用三棱针点刺出血。大椎、肺俞、肝俞、身柱、膈俞、胃俞，用闪火法拔罐15分钟，隔日1次（图10-78和图10-79）。

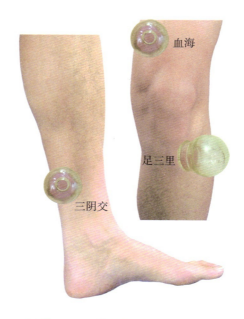

▲ 图 10-76　酒渣鼻针刺火罐法（一）

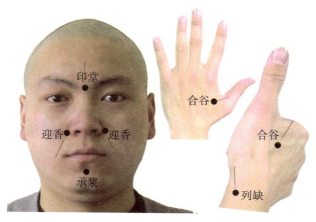

▲ 图 10-77　酒渣鼻针刺火罐法（二）

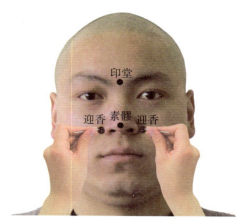

▲ 图 10-78 酒渣鼻刺络拔罐法（一）

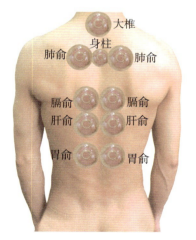

▲ 图 10-79 酒渣鼻刺络拔罐法（二）

（四）注意事项

平时注意节制辛辣饮食，保持情绪愉快。

十五、扁桃体炎

（一）概述

扁桃体炎是腭扁桃体的一种非特异性的炎症，常伴有程度不等或范围不一的咽黏膜和其他淋巴组织的炎症，但以腭扁桃体的炎症为主，多见于儿童和青年。本病有急、慢性之分。西医学认为本病主要由溶血性链球菌感染所致。可通过飞沫或食物直接接触而传染。在劳累、受凉后机体抵抗力降低时则引起本病。

（二）临床表现

常有受凉、劳累、烟酒过度、营养不良、身体抵抗力低下等诱因。发病急骤全身不适，寒战发热，体温升高，头痛，颈背和四肢酸痛，食欲不振，常有便秘，咽部疼痛，吞咽时加重，常伴有耳内疼痛。患者急性病容，面颊潮红，口臭，舌苔厚白，扁桃体红肿，隐窝口有黄白色脓点，可融合成片，状如假膜，易擦掉，下颌淋巴结肿大及压痛。

（三）治疗

1. 刺络拔罐法

方法一：大椎、内关。用三棱针点刺出血后拔罐，留罐 10～15 分钟，起罐（图 10-80）。

方法二：大椎、耳尖。先用三棱针点刺大椎出血，后拔罐 10～15 分钟，然后用手揉捏耳郭至充血发红，将耳尖进行常规消毒，用三棱针点刺后，挤出数滴毒血每日 1 次或隔天 1 次（图 10-81）。

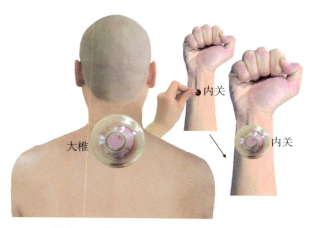

▲ 图 10-80 扁桃体炎刺络拔罐法（一）

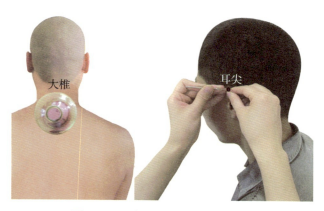

▲ 图 10-81 扁桃体炎刺络拔罐法（二）

方法三：分 2 组，一组为胃俞、肝俞、风门；二组为身柱、肺俞、内关。风热外袭配大椎、风池、曲池；肺胃热盛配内庭、十宣、少商。实证用刺络拔罐法，虚证用单纯拔罐法（图 10-82 至图 10-84）。

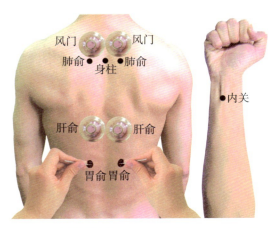

▲ 图 10-82　扁桃体炎刺络拔罐法（三）

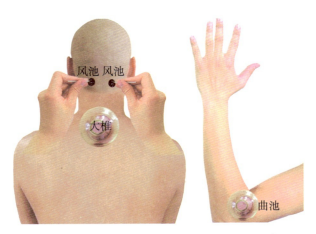

▲ 图 10-83　扁桃体炎刺络拔罐法 - 风热外袭

2. 刺血拔罐法

　　①耳穴及耳背放血；②体穴及体表静脉放血；③病变局部及反应点放血；④放血法为主，辅以拔罐。

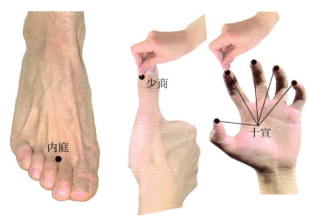

▲ 图 10-84 扁桃体炎刺络拔罐法－肺胃热盛

（四）注意事项

在拔罐治疗期间，严重者配以药物治疗则效果更佳。患者应注意咽部卫生，常用清喉利咽之剂含漱，避免过食辛辣肥腻之品。饮食清淡，保持大便通畅，以免症状加重或复发。

十六、颞下颌关节功能紊乱综合征

（一）概述

颞下颌关节功能紊乱综合征是由于颞下颌关节功能失调引起的下颌关节运动障碍，开口过小或闭口绞锁，活动时关节区及周围肌群疼痛，关节运动时发出弹响声。青年女性较多见。现代医学认为，本病可能与情绪不稳定，体质虚弱，咬合关系紊乱及下颌关节解剖异常、寒冷刺激、关节挫伤、肌肉拉伤等有关。本病属于中医学"痹证""颊车骱痛"范畴。

（二）临床表现

临床表现有下颌关节局部酸胀或疼痛、弹响及运动障碍。并可伴有不同程度的压痛。以咀嚼及张口时关节酸胀或疼痛尤明显。张口活动时弹响出现。响声可发生在下颌运动的不同阶段。伴有张口受限，也可出现张口时下颌偏斜。此外，可伴有颞部疼痛、头晕、耳鸣等症状。

（三）治疗

1. 刺络拔罐法

硬结点或压痛点、外关或合谷。用三棱针点刺后拔罐 15 分钟（图 10-85）。

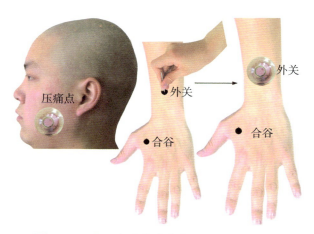

▲ 图 10-85　颞下颌关节功能紊乱综合征刺络拔罐法

2. 梅花针叩刺后拔罐法

在患处痛点和外关穴用梅花针叩刺微出血后拔罐并留罐 2～5 分钟（图 10-86）。

（四）注意事项

在治疗期间保持心情舒畅，饮食以稀软食物为主，忌咀嚼过硬食物，增加营养，增强抗病能力。

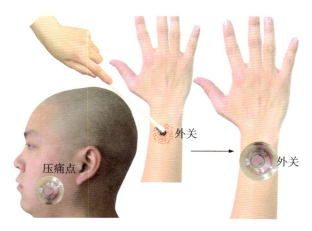

外关

外关

压痛点

▲ 图 10-86　颞下颌关节功能紊乱综合征血罐法

相 关 图 书 推 荐

中国科学技术出版社·荣誉出品

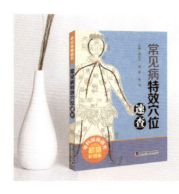

书名：常见病特效穴位速查

主编：郭长青　郭　妍　张　伟

定价：19.80 元

　　本书为《中医速查宝典系列》丛书之一，由北京中医药大学针灸推拿学院、中国中医科学院资深专家、教授联袂精心编写而成。

　　本书选取了临床上对某些疾病有特殊治疗作用或有特效的穴位，重点描述了特效穴的标准定位、刺灸法、功用和主治，并配以精美的插图，以方便读者准确地选取穴位。

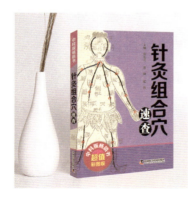

书名：针灸组合穴速查

主编：郭长青　郭　妍　张　伟

定价：19.80 元

　　本书为《中医速查宝典系列》丛书之一，由北京中医药大学针灸推拿学院、中国中医科学院资深专家、教授联袂根据多年的针灸教学实践与临床实践，精心撰写而成。

　　组合穴是由作用相同或相似的两个或两个以上穴位组成的穴组，穴组中各穴相互配合，协同发挥治疗作用，可提高疗效。本书重点描述了56组合穴的穴组主治、标准定位、取穴技巧、穴位解剖定位、毫针刺法，并配以精美的体表图和解剖图，读者可按图准确取穴，便于组合穴的临床应用。